건강한 내 몸을 만드는 저비용 고효율 건강경제 비결

돈 안 들이고
내 건강 찾는 법

HOW TO BE HEALTHY WITHOUT SPENDING MONEY

건강한 내 몸을 만드는 저비용 고효율 건강경제 비결

돈 안 들이고 내 건강 찾는 법

HOW TO BE HEALTHY WITHOUT SPENDING MONEY

강상빈 지음

평단

❦❦❦

건강이 행복한 가정, 믿음직한 기업, 올바른 사회, 튼튼한 국가를 만든다!

　우리는 참으로 많은 건강 정보의 홍수 속에 살아가고 있습니다. 옳은 정보도 많지만, 과장되거나 잘못된 정보도 적지 않습니다. 어느 정보를 믿어야 할지 판단하기 쉽지 않은 세상에 살아가고 있습니다. 고령화 사회를 넘어 초고령사회로 진입한 우리나라, 개인적으로는 백세시대百世時代에 건강하게 살아가는 방법보다 더 소중한 자산은 없습니다.

　건강에 관한 정보도 수없이 많습니다. 어느 한편으로 치우치지 않는 건강에 대한 좋은 책을 많이 읽는 습관을 갖는 것도 중요하다고 생각합니다.

　이러한 시기에 강상빈 회장이 경제적인 측면에서 건강의 중요성을 일깨우며, 누구나 손쉽게 큰돈 들이지 않고 건강하게 사는 비법을 제시하고, 또한 지속 가능한 건강한 세상인 '로하

5

스LOHAS'를 강조하고 있음은 우리 사회에 신선한 충격이 되고 있다고 생각합니다.

강상빈 회장은 경제학 박사이자 자연순리치유학 박사로서 20년 전부터 농촌의 중요성, 자연의 중요성, 먹거리의 중요성 등을 깨달아 민족의 발전을 위해 남들이 꺼리고, 또 어려운 생명 운동을 전개해 온 건강의 파수꾼이며 자연 치유의 개척자입니다.

평소 나누어 주기를 좋아하고, 남들이 하기 싫어하는 일을 솔선수범하고 있으며 사랑과 희생, 봉사 정신이 투철한 강상빈 회장이 '저비용 고효율 건강비법'에 대한 책을 출간함은 많은 사람에게 올바른 건강정보를 선사하고 있다고 생각되어 매우 자랑스럽습니다.

세상을 살아가면서 가장 중요한 것은 무엇일까요? 돈, 명예, 권력, 사랑, 건강 모두 중요하지만, "'머니 머니' 해도 머니 Money가 최고야"라는 말처럼 돈을 최우선시하고 있습니다. 즉 경제적인 욕망을 채우기 위해 건강을 돌보지 못하고 있어 결국 진정한 행복을 잃어버리는 경우가 다반사입니다.

건강이 전제되지 않은 인생은 결코 행복하고 성공한 것이라고 볼 수 없습니다. 이는 개인뿐만 아니라 가정, 학교, 직장, 공동체 사회, 국가의 번영과 발전에도 마찬가지입니다. 급속한 산업현대화, 전산화, 디지털화, 4차 산업화가 진행되면서 자연과 환경이 파괴되고, 자연과 멀어지는 생활 패턴 속에서 우리는 자신도 모르게 다양한 복합적인 질병에 시달리고 있습니다.

본 책에서는 긍정의 마음으로 항상 기뻐하고, 감사하며, 자연과 가까이 지내며, 신토불이身土不二 제철에 나는 자연의 식품을 통째로 섭취하며, 오백식품을 피하고, 뇌세포를 죽이는 다섯 가지를 멀리하며 체내의 독소를 클린Clean하는 '삼위일체 건강법'을 실천하면 누구나 쉽게 '건강12088234'를 달성할 수 있는 비밀을 소개하고 있습니다.

부디 이 책을 통해서 온 국민이 더욱더 건강하여 행복한 가정, 로하스 세상, 믿음직하고 든든한 나라 건설, 세계평화 유지의 주역이 되시길 기원합니다.

이 희 범 | 전 산업자원부 장관, 2018년 평창 동계올림픽 조직위원장

❧❧❧

로하스 세상을 만들어가는 생명 운동을
변함없이 실천해 나가길 진심으로 기원합니다

이 책은 바로 강상빈 이사장이 지금까지 걸어온 인생역정의 발자취를 일부 들려주고 있으며, 이를 통해 강 이사장의 개인사적 파노라마일 뿐만 아니라 그가 펼치고 있는 일의 반경 속에서 친환경 유기농산물의 직거래소비 운동을 통한 도농교류 都農交流 및 우리 농촌의 회복과 발전은 물론 자연 순리의 삶 속에서 건강 회복을 이뤄가는 점진적인 모습을 발견하게 됩니다.

강상빈 이사장은 한누리생협, 한누리유기농농장, 기독교생명운동네트워크, 건강120아카데미를 비롯해 한국농선회와 한국농선회생협, 로하스유기농식당 한누리토담, 카리스내추럴을 통해서 생명 운동에 열정을 가지고 묵묵히 실천하면서 농촌을 살리며 자연과 환경과 건강을 통합한 아름다운 로하스 세상 만들기를 꿈꾸며 달려가고 있음을 볼 수 있습니다.

특히 이 책은 건강한 먹을거리를 바탕으로 해서 삶의 총체적인 건강성을 유지하는 생활습관을 길러주는 다양한 아이템이 충실히 들어 있어 전인적인 건강한 삶을 만들어가는 데 귀한 책자가 될 것이라고 확신합니다. 먹을거리에 대한 현 사회의 문제점에 대한 상세한 정보와 더불어 해결 방안 제시는 그가 생생하게 발로 뛰어 얻은, 살아 있는 값진 체험정보이기에 더욱 소중하다고 확신합니다.

근로, 봉사, 희생정신, 개척정신을 펼치고 있는 가나안농군학교의 운동도 큰 틀에서 그 궤를 같이한다고 봅니다. 하나님 사랑, 땅 사랑, 이웃 사랑의 마음과 실천이 건강한 친환경 유기농 먹을거리의 소비 활성화라는 하나의 방법론으로 제시되고 소기의 좋은 성과를 거두고 있기 때문입니다.

이에 따라 우리는 다음을 유념해야 할 것입니다. 흙으로 지음 받은 인간이기에 땅의 건강성에 다시금 귀를 기울임으로써 건강한 땅, 건강한 자연 속에서 열매 맺는 귀한 것들은 바로 인류에게 계속해서 생명을 풍성하게 하는 값진 것으로 채워주시는 하나님의 손길임을 고백하는 신앙이 지금 우리에게는 절실히 요청된다고 생각합니다. 흙은 생명의 에너지를 계속해서 공급하고 있습니다. 따라서 흙과 가까이하는 삶, 그리고 그 흙에서 거둔 소출을 감사하며, 함께 나누는 삶은 21세기 오늘을 사는 현대인들에게 건강한 삶의 원리를 일깨워줄 것입니다.

하나님께서 주신 우리의 몸을 건강하게 유지하고 관리하는 일은 크리스천으로서 마땅한 도리임에도 불구하고 현대인은 잘못된 식생활 습관과 더불어 그로 말미암은 허약한 체질로 인해 질병에 노출되는 빈도가 높아져 건강한 몸을 제대로 만들어가고 있지 못합니다. 이는 단지 몸에 한정된 문제가 아니라 건강한 정신을 갖는데 큰 장애가 되는 부분이기도 합니다. 그런 점에서 '건강한 몸에 건강한 정신이 깃든다'라는 말은 옳습니다.

다시금 이번 강상빈 이사장의 출판을 진심으로 축하드리며, 그가 지금까지 걸어온 도농교류를 통한 우리 농촌 사랑의 일념과 친환경 유기농산물 먹을거리 소비 활성화, 자연 순리치유를 통해 건강한 삶을 공유하고자 힘쓰고 있는 열정에 큰 격려의 박수를 보내드립니다. 하나님께서 무궁무진한 지혜를 주셔서 맡은 일에 놀라운 발전과 부흥이 일어나며, 앞으로 로하스 세상을 이루고자 하는 비전에 큰 축복이 임하길 기도합니다.

김 범 일 | 가나안농군학교 교장

৯৶৶৹

자유와 배려가 입자와 파동으로
전해지길 바랍니다!

흔히 '백세시대百歲時代'라고 합니다. 앞으로도 평균 수명은 더욱 늘어날 전망이기 때문에 건강한 삶을 준비하기 위해서는 미리미리 준비하는 것이 무엇보다 중요합니다. 백세시대에 행복한 삶을 누리기 위해서 많은 사람이 먹거리에 깊은 관심을 가지고 있습니다.

하지만 언론을 통해 듣는 먹거리 소식은 불안하기만 합니다. 즐겨 먹는 육류에는 인플루엔자와 구제역 등 질병 소식이 끊이질 않고, 바다를 끼고 이웃한 나라에서는 방사능 오염수가 어류 섭취를 위협합니다.

그래서인지 사람들은 '건강한 삶'을 위해 화학비료와 화학조미료를 쓰지 않은 식탁을 꾸미며 유기농, 무농약, 저농약 시장이 커지고, '천연'에 대한 갈망이 높아지고 있습니다.

게다가 과거의 병 발생 원인은 대부분 영양부족과 위생문제였다고 하지만, 현대인들의 병 발생 원인은 과도한 스트레스라고 합니다. 즉 스트레스를 잘 관리해야 병에 걸리지 않고, 오래 살 수 있습니다.

스트레스에 가장 좋은 약으로 세 가지가 있습니다. 첫째, 긍정적인 생각으로 마음을 편하게 하는 것입니다. 둘째, 햇빛을 받으며 하루 30분 이상 땀이 날 정도로 걷는 것입니다. 셋째, 건강한 먹거리는 생명 유지의 기본입니다.

건강은 '축복'입니다. 강상빈 박사는 30년 동안 "농촌이 살아야 민족이 산다"라는 구호를 외치며 이를 실천해 오면서 생명의 근원을 찾아 '내추럴힐링Natural Healing, 자연치유'을 하는 비밀들을 체험하게 되었으며, 순리원이 추구하는 "낮은 자리에서 나의 유익을 구하지 아니하고 하나님의 영광을 가리지 않는다"라는 신조를 지키며 많은 사람에게 '저비용 고효율 속효 치료법'을 전파해 오고 있습니다.

'돈 안 들이고 병을 고친다!' 이것은 '인간 회복'입니다. 이것은 무병무치無病無治이고, 마부작침磨斧作針이며, 무애무우無碍無憂입니다. 즉 노자가 말하는 무위자연無爲自然의 가르침처럼 자연에 거스르지 않고 순응하는 태도입니다.

우리나라에 심향心香 강상빈 박사와 같은 식지 않는 열정을 가진 사람이 있다는 건 축복입니다. 강상빈 박사의 열정이 인류가 평화와 행복을 완성되는데 있어서 많은 사람이 이심전심 以心傳心이 될 것입니다.

이 책에는 많은 분이 건강한 삶을 살 수 있는 저자의 경험과 지식이 오롯이 담겨 있습니다. 부디 많은 독자분께서 이 책을 통해 건강한 순리의 삶을 살아가는 실질적인 지혜를 얻을 수 있기를 바랍니다.

옥 미 조 | 순리원 원장

♨♨♨

돈 들이지 않고 건강하게 사는 비밀을 밝힌다!

인간은 누구나 행복하게 오래 살기를 원한다. 그러나 건강이 전제되지 않은 장수長壽는 고통일 뿐이다. 이처럼 중요한 건강의 시작은 바로 올바른 의식주衣食住 생활로부터 비롯된다. 올바른 의식주 생활을 하려면 경제적 뒷받침이 있어야 한다. 현대의학이 발달하고, 식품산업이 발전함에 따라 건강을 유지하는 비용이 만만치 않아졌다. 돈이 없는 가운데 병에 걸리면, 주변 사람 모두가 불행해진다. 또한, 돈이 많아도 병을 고치지 못하는 경우도 비일비재非一非再하다. 과연 왜 그런 것일까? 이 책에서 그 이유를 알아보고, '돈 들이지 않고 건강하게 살아가는 비밀' 즉 '무비용 고효율無費用 高效率' 건강 경제의 지혜를 가져야 한다.

모든 생물은 자연의 순리에 따라 보금자리를 만들고 섭식攝食 행위를 하고 있으나 유독 인간만이 그 순리를 따르지 않고 있다. 바로 인간의 욕심慾心, Selfishness과 고집固執, Obstinacy, 그리고 무지無知, Ignorance로 인한 잘못된 생활습관 때문이다. 또한, 인간의 욕심과 고집과 무지는 자연환경을 계속 파괴해 나가고 있다. 그 결과 우리가 살고 있는 지구는 병들어가고 있으며, 공기와 물과 의복과 주택과 식품이 오염되어 우리가 매일 접하는 의식주가 모두 유해한 물질로 가득 차고 있다. 이로 인해 생태계가 파괴되어 가고 있으며, 우리의 몸이 썩어가고 있어, 우리의 후손들이 살아갈 아름다운 세상이 사라져가고 있는 안타까운 현실이다. 특히 많은 사람이 '사람답게 사는 삶', '올바른 건강'이 무엇인지 잘 모르고 살아가고 있다. 우리의 몸이 소중한 것임을 인지하고, 몸을 해치는 환경과 잘못된 생활습관과 해로운 음식은 피하면서, 건강한 환경, 건강한 주택, 건강한 의복, 생명의 음식을 통하여 우리 몸의 소중함을 유지해야 한다는 것을 잊고 살아가고 있는 것이다.

다른 한편 '웰빙Wellbeing, 로하스LOHAS : Lifestyle of Health and Sustainability, 힐링Healing' 개념이 등장하면서 점차 올바른 의식주 건강에 대한 관심이 나타났다. 그러나 이것은 일부 현상에 지나지 않는다. 특히 이러한 유행Trend을 상업적으로 이용하는 경우가 비일비재하여 진정한 의미의 웰빙, 로하스가 잘못 행해지고 있음은 매우 안타까운 일이다.

"재산을 잃는 것은 조금 잃는 것이요, 명예를 잃는 것은 많이 잃는 것이요, 건강을 잃는 것은 모두 잃는 것이다"라는 말이 있다. 즉 '머니Money 머니' 해도 건강이 가장 중요하다. 이렇게 중요한 건강을 배우고 실천하는 것이 바로 올바른 삶의 자세가 아닐까? 우리 인간의 자연수명인 120세까지 아프지 않고, 건강하고 행복하게 살아가려면 '건강12088234'의 목표를 세우고 '유기 농산물 직거래 소비 운동'에 참여하여 도농상생都農相生의 아름다운 로하스 세상을 만들어가는 생명 운동을 묵묵히 실천해 나가야 한다.

지금은 웰빙 건강의 붐 이후로 건강에 대한 정보가 홍수처럼 범람하고 있다. 이러한 시기에 가장 중요한 것은 어느 것이 옳고, 어느 것이 틀리는지를 분별할 줄 아는 능력을 키워 나아가 한다. 즉 올바르게 건강을 관리하고 유지하기 위해서는 잘못된 정보에 현혹되지 말아야 하며, 올바른 정보를 선택할 수 있는 지혜가 필요하다.

이 책에서는 '돈 들이지 않고 효율성이 좋은', 또 '아프지 않고 건강하고 행복하게 살아가는' 올바른 건강관리의 기본이 되는 필수정보들을 소개하고자 한다. 아무쪼록 독자 여러분들의 건강관리에 꼭 도움이 될 수 있기를 기원한다.

2018년 9월 17일

강 상 빈 | 경제학 박사, 순리치유학 박사
건강1200아카데미 이사장, 한누리생협 이사장, 주식회사 카리스내추럴 대표 회장

☞ 생활습관병(Lifestyle Related Disease)

'생활습관병'은 식생활의 서구화, 잘못된 식생활, 운동 부족, 흡연, 과음 등 평소 좋지 않은 생활습관과 공해환경이 복합적으로 작용했을 때 일어나는 질환을 뜻한다. 생활습관병으로는 암, 심장병, 뇌혈관 장애, 고혈압증, 고지혈증, 당뇨병, 비만, 골다공증, 노년기 치매, 수면 시 무호흡 증후군, 비알코올성 지방간염, 과민성 대장 증후군, 우울증, 궤양성 대장염, 크론병 등 다양하다. 이 책에서는 유행에 휩싸이고 과대광고에 미혹되어 건강에 대한 무지, 나태함, 게으름, 편리성, 경제성 등, 자신도 모르게 건강을 해치는 생활습관으로 발생하는 질병이라고 규정한다. 특히 매일 접하는 '오백식품' 섭취와 당뇨병, 고혈압, 암 등을 유발하는 잘못된 식생활로 인한 질병을 뜻한다.

☞ 로하스(LOHAS : Lifestyle Of Health And Sustainability)

다른 한편에서 웰빙Well-being은 '나만 잘 먹고 잘사는' 개인적인 행위로 보일 수 있다. 이러한 웰빙의 차원을 뛰어넘은 '로하스LOHAS' 란 말은 지난 2000년 미국에서 탄생했다. 즉 로하스는 개인의 웰빙과 더불어 자연 생태계의 질서회복을 염두에 둔 라이프 스타일로 자신의 건강뿐만 아니라 후손의 건강까지 챙기는 개념이다. 자연환경, 사회정의는 물론 지속할 수 있는 소비에 높은 가치를 두고 생활하는 사람들의 라이프 스타일을 말한다. 또한, 생산에서 유통 소비에 이르기까지 전 과정에 있어 환경을 파괴하지 않고 개발하고 발전하여 지속 가능한 세상을 만들어가는 것을 뜻한다.

☞ 건강12088234

누구나 건강하게 오래 살고 싶어 한다. 한때 '9988234'라는 말이 유행했다. "99세까지 팔팔하게88 살다가 이틀2 아프다가 3일 만에 죽는다4"는 뜻이다. '건강12088234'는 "자연수명인 120세까지 건강88하게 살다가 이틀2 아프다가 삼일3 만에 자연사4한다"는 말이다. 즉 긍정적인 생각과 감사하는 마음으로 자연환경속에서 올바른 식생활습관과 규칙적인 운동을 하는 것이 '건강12088234'를 실천하는 것이다. 오백식품을 피하고, 뇌세포를 죽이는 다섯가지를 절제하고, 효소가 풍부한 음식과 미네랄을 균형 있게 섭취하는 것이 올바른 식생활의 기본이다. 패스트푸드, 가공식품, 화학첨가물 등을 멀리하고, 자연으로 돌아가 순리의 삶을 살아가는 것이 건강12088234을 달성할 수 있는 유일한 비결이다.

목차

제 1부

지속 가능한
웰빙 건강을 찾는다

제1장
건강하려면 습관을 바꿔라

돈 들이지 않고 건강해지려면
가장 먼저 자기 건강 상태를 스스로 체크 할 줄 알아야 한다.
그러면 고액의 각종 검사비용이 발생하지 않게 된다.

우리가 이 세상을 살아가면서 가장 중요한 것은 무엇일까? 돈, 명예, 권력, 건강 등 여러 가지가 있지만, 요즘 세상은 모두 건강이 최고라고 한다. 그러나 정작 우리 삶의 우선순위는 어떠한가? 대부분 돈에 목숨을 걸고 있다. 심지어 돈을 버느라 건강을 제대로 챙기지 못하는 잘못을 저지르고 있다. 누구나 자동차를 오래 사용하려면 평소 사전 정비에 신경을 써야 한다는 사실을 알고 있다. 하지만 자기 건강관리에 대한 생각은 거의 없는 것 같다. 또한, 자기 몸이 아플 때는 그 원인을 생각해보고, 스스로 건강 체크를 해보지도 않고 무조건 병원을 찾거나 약에만 의존하려고 한다.

평상시 자동차 관리를 하는 것처럼 사전에 자신의 건강 체크를 제대로 한다면 의료비평생 평균 의료비 1인당 1억 원도 절약할 수 있을 뿐만 아니라 항상 건강하고, 시간적인 여유도 생기는 등 여러모로 좋은 점이 많다. 그런데도 왜 자기의 건강 관리에는 무관심할까? 이제 그 이유를 살펴보고, 자기 자신이 직접 건강 상태를 점검하고 관리할 수 있는 '저비용 고효율 건강경제 비결'을 알아보자.

01
인간의 욕심이 만들어낸 아픔

사람들은 모두 행복하게 살기를 원한다. 그렇다면 행복이란 과연 무엇일까? '행복'의 사전적 정의는 "생활에서 충분한 만족과 기쁨을 느끼어 흐뭇함"이라고 되어 있다. 즉 행복은 만족이나 기쁨을 나타내는 심리 상태를 뜻하는 것으로 구체적인 것이 아닌 형이상학적이기 때문에 사람들은 저마다 각자의 행복을 원하며 그만큼 행복의 조건도 무척 다양하다. 하고 싶은 일과 좋아하는 일을 하는 것, 감사하는 마음, 사랑, 용서하는 마음, 권력, 돈, 명예, 지식, 학력, 돈, 기타 등등 많지만, 진정 행복하려면 이 모든 욕심을 버리는 것이 가장 중요한 조건이다. 특히 행복과 건강은 함께 존재하기 때문에 욕심을 버리면 행복과 건강이 함께 찾아온다.

우리가 아픈 가장 큰 이유는 바로 '인간의 욕심' 때문이다. 돈에 대한 욕심, 명예와 권력에 대한 욕심을 버리면 스트레스가 적어져 건강을 지킬 수 있는 매우 좋은 여건이 된다. "재물을 잃는 것은 조금 잃는 것이요, 명예를 잃는 것은 많이 잃는 것이며, 건강을 잃는 것은 전부 잃는 것이다"라는 말이 있다. 행복의 우선순위는 건강이다. 그다음이 명예, 마지막이 재물임을 알고 건강을 잘 지키는 것이 매우 중요하다고 하겠다.

그러나 우리는 이러한 행복의 우선순위를 거꾸로 행하고 있는 데에 문제가 있다. 그래서 돈이 최고인 세상이 되었다. "'머니머니' 해도 머니money가 최고야!"라는 말을 하며 세상을 살아가고 있다. 하지만 건강을 잃으면 아무것도 소용이 없다. 건강부터 최우선으로 챙겨야 명예도, 돈도 확보할 수 있다.

따라서 돈과 명예에 대한 욕심을 버려야 한다. 욕심을 버리면 스트레스가 줄어들어 정신이 건강해지며 건강한 육체가 깃들게 되는 것이다. "욕심이 잉태한 즉 죄를 낳고, 죄 삯은 사망"이라고 한다. 그러므로 욕심을 내려놓고 내 건강을 내가 챙기는 것이 행복의 우선순위이다.

02
자연에서 태어나 자연으로 돌아가는 존재

모든 만물은 그 삶이 영원하지 않다. 인간이든 자연이든 모든 생명체는 그 생명이 유한한 가운데 단지 수명이 길고 짧을 뿐 모두 죽음을 맞이한다. 만물의 영장인 인간은 흙으로 왔다가 흙으로 돌아가는 것이 불변의 진리이며 순리이다. 즉 자연으로 돌아가는 것은 인간의 원래의 건강과 행복을 되찾는 것이다. 앞서 말한 것처럼 건강을 유지하려면 먼저 욕심을 버려야 한다. 그다음에 중요한 것은 바로 우리가 살아가는 '환경'이다.

함께 생각해 보자. 현재 우리가 살고 있는 의식주의 환경 조건이 건강한 상태인지, 매일 숨 쉬는 공기는 맑은지, 몸의 70%를 차지하는 물은 깨끗한지, 또 날씨는 상쾌한지, 사는 집은 건강한 건축자재를 사용해 지었는지, 일하는 근무 공간은 친환경적인지, 매일 일상생활에서 햇볕은 충분히 쬐며 살고 있는지, 매일 섭취하는 음식은 유해하지 않은 친환경 유기농 자연식품인지 등등, 우리는 자연환경과 주거 환경에 관심을 갖고 올바른 생활습관을 가져야 건강을 유지할 수 있다.

여러 가지 건강 구성요소가 있지만, 자연적인 건강 유지 필수요소로 A94, W3, S2, F1[1]을 말할 수 있다. 자연으로 돌아가

---

1) A94, W3, S2, F1 : Air 94%, Water 3%, Sunlight 2%, Food 1%의 약자로 건강 유지 조건에 자연이 주는 신선한 공기가 94%로 가장 중요하며, 그다음 깨끗한 물이 3%, 햇빛이 2%, 그리고 음식이 1%를 차지한다는 뜻으로 욕심을 버리고 자연

A94, W3, S2, F1의 기본요소에 충실해 보자. 즉, 공기 좋은 곳에서 좋은 물을 마시며, 충분한 햇볕을 쬐고, 자기 지역에서 나는 자연식 제철 식사를 하면서 자연의 섭리에 순응하는 생활을 하면 병에 걸릴 이유가 없다. 이것이 바로 '건강12088234'를 실천하는 길로 로하스[2] 세상을 살아갈 수 있는 것이다.

03
자기 건강, 스스로 점검하는 습관

인간은 태어나면 누구나 생로병사生老病死의 길을 걸어가게 되어 있다. 태어나면 늙고 아프고 죽게 되어 있는 신神의 창조 섭리를 거역할 수는 없지만, 사는 동안 행복하려면 자기의 건강은 자기가 지킬 줄 알아야 한다. '잘 먹고, 잘 자고, 잘 싸면' 건강하다는 증거다. 또 '입맛이 좋고, 잠을 잘 자고, 신경질을 부리지 않고, 대소변을 잘 보고, 호흡과 맥박과 혈압, 체중이 정상이면 건강한 상태라고 볼 수 있다.

다음 사항들을 잘 유념하여 지키면 건강 유지에 많은 도움이 될 것이다.

으로 돌아가는 것이 건강 비결의 첩경인 것이다.

2) 로하스(LOHAS) : Lifrstyle Of Health And Sustainability의 약자로 개인적인 웰빙의 차원을 뛰어넘어 나만 잘 먹고 잘사는 것이 아니라, 이웃과 자연과 환경을 생각하며 함께 잘사는 지속 건강한 삶의 스타일을 말한다.

입맛이 어떠한가?

정신적으로나 육체적으로 건강할 때는 입맛을 잃는 일이 거의 없다. 만약 입맛이 없을 때는 그 원인이 무엇인지를 찾고 제때에 올바른 대책을 세우도록 해야 한다. 입맛이 없는 이유는 다양하다. 스트레스, 과로, 피로도, 소화기 장애, 수면 부족, 교감신경 예민, 무더위, 군것질 등은 입맛을 잃게 하는 요인이다. 따라서 이러한 요인들을 제거하고 오이지, 순두부, 매실, 계란, 효소식품 등을 섭취하면 입맛이 돌아올 수 있다. 입맛은 자기 자신의 건강 상태를 체크하는 바로미터이다.

잠을 잘 자는가?

우리는 인생의 3분의 1을 잠을 자면서 보낸다. 그만큼 '얼마나 잘 자느냐'는 건강을 좌우할 만큼 중요한 문제이다. 밤에 잠을 자야 낮 동안 소모한 에너지를 재충전하고 정신적인 안정을 되찾을 수 있다. 그런데 현대인들 10명 중 3명이 수면장애를 겪고 불면증에 시달리고 있다고 한다. 잠을 충분히 자지 못하면 머리가 멍하고 피로가 쌓이고, 집중력이 저하되고, 활력을 잃게 되어 만사가 귀찮아진다. 또 우울증과 불면증이 찾아온다.

불면증을 발병하는 데는 정신적인 스트레스, 환경의 변화, 약물중독, 전자파, 카페인, 운동 부족, 통증 등 여러 가지 복합적인 원인이 있다. 불면증을 해결하려면 먼저 스스로 불면증의 원인을 찾아내어 이를 개선해 나가는 노력을 해야 한다. 수

면유도제나 수면제를 먹으면 처음에는 잠이 온다. 그러나 약에도 내성이 생겨 더 많은 약을 먹어야 하고, 약을 먹고 자더라도 그다음 날 머리가 무겁고 기억력도 떨어진다. 그래서 불면증은 초기에 잡아야 한다. 즉 쉽게 잠들지 못할 때 이런 불면증이 만성화되어 약물치료와 인지행동치료라는 전문적인 치료를 받아야 하는 상태로 발전되지 않도록 조절하는 것이 우선이다.

화를 자주 내는가?

화신경질는 신경이 너무 예민하거나 섬약纖弱하여 사소한 일에도 자극되어 곧잘 흥분하는 성질, 또는 그런 상태로 신경질이 나면 어지러움, 두통, 기억력장애, 피로, 소화 장애 등 몸에 나쁜 영향을 끼친다. 성격이 예민해지고 화가 자주 나는 경우, 여성에게는 갑상선기능항진증Hyperthyroidism이 자주 발생할 수 있다. 특히 불면증이 찾아와 멜라토닌과 세로토닌 분비량이 줄어들게 되어 면역력이 감소하며 노화가 촉진되고, 피로를 쉽게 느끼게 된다. 식욕부진은 물론, 인격 장애, 우울증, 약물중독, 자살, 범죄 등과 이어져 다른 사람에게 큰 피해를 줄 수 있으며, 치매 악화를 초래하게 되어 노후가 불행해진다.

'일소일소 일노일노一笑一少 一怒一老'라는 말처럼 '한번 웃으면 한번 젊어지고, 한번 노하면 한번 늙는다'라는 말을 실천하는 것이 로하스 세상을 만들어가는 기초이다. 항상 기뻐하고, 노하기를 더디 하고, 범사에 감사한다면 화는 자연히 사라질 것이다.

대소변을 잘 보는가?

건강한 성인은 하루에 대여섯 번 정도 소변을 본다. 소변 횟수가 이보다 훨씬 잦거나 반대로 줄면 몸에 이상이 생긴 징조다. 물론 땀을 많이 흘린 후 또는 맥주나 음료수를 많이 마신 후에 생기는 변화는 정상이다. 건강한 대변은 지름 2㎝ 굵기의 바나나 모양으로 황금빛 색깔이며 냄새도 지독하지 않다. 성인의 하루 배변량은 보통 200g 이하_{밥 한 공기 분량}이다. 대변은 몸 상태를 알려주는 일종의 '건강 신호등'이다. 즉 대변에는 내 몸속 건강상태를 알려주는 많은 정보가 들어 있다. 대변의 종류는 변비부터 설사까지 일곱 가지 형태가 있다. 설사는 대장에서 수분이 흡수되지 않았을 때 발생한다. 심한 운동을 하거나 스트레스를 받으면 대장에서 수분 흡수가 잘 안 돼 대변량이 급격히 늘어나기도 한다.

건강한 변은 황갈색이나 황금색이다. 흑색 변은 식도나 위, 십이지장 등에서 출혈이 일어나 직장直腸까지 내려가는 동안 색이 변한 것으로 식도염과 위염 등 염증성 장 질환으로 발생한다. 복통, 설사, 미끈한 점액이 섞인 혈변, 검붉은 혈변 등이 보이면 대장이 좋지 않은 것이다. 간, 담도폐쇄 질환을 앓는 경우 회색 변을 보게 된다. 음식물을 제대로 분해하지 못할 때 대변은 짙은 녹색이다. 불규칙한 식생활, 과도한 음주, 흡연, 육류 섭취는 건강한 대변을 볼 수 없다. 건강한 대변을 유지하려면 올바른 식습관이 중요하다. 또한, 규칙적으로 운동을 하면 배변이 편해진다. 만약 배변 횟수가 주 3회 미만이면 변비다.

호흡, 맥박, 체온은 정상인가?

체온이 낮고 손발이 찬 사람은 질병에 취약하고 면역력이 낮다. 우리 몸의 정상 체온은 36.5~37도이다. 체온이 0.5도만 떨어져도 추위를 느끼게 되고, 근육 긴장, 혈관 수축, 혈액 순환 장애, 신진대사 장애가 발생하여 호흡과 소화 기능이 떨어지고 호르몬의 균형도 깨지게 된다. 체온이 28도로 내려가면 사망에 이른다. 반대로 체온이 39.6도 이상이 되면 심장박동이 빨라지면서 혈류량이 늘어나 에너지소모가 증가하여 피로해지고 뇌세포가 파괴된다. 따라서 체온은 높다고 무조건 좋은 것이 아니라 '적정'할 때 가장 좋다. 소화 작용과 신진대사 등 6대 생리작용에 관여하는 효소들이 가장 활발하게 움직이는 적정온도는 바로 정상 체온인 36.5~37도이다.

스트레스, 약물 중독, 잘못된 식생활은 체온을 떨어뜨리는 주범들이다. 긴장하거나 스트레스를 받으면 교감신경이 활성화되면서 혈관을 수축시켜 체온을 떨어뜨린다. 의사들이 정기 복용을 권하는 고지혈증, 당뇨, 고혈압 등의 약들도 교감신경을 작동시켜 결과적으로 체온을 떨어뜨리기 때문에 만성질환을 유발한다. 몸이 찬 사람은 몸을 따뜻하게 하는 계피, 마늘, 생강, 단호박 등을 섭취하는 것이 좋다. 식사습관을 좋게 하려면 '오백식품五白食品 : 정제된 백미, 백설탕, 흰 밀가루, 흰 소금, 흰 조미료'을

먹지 말아야 한다. 몸을 따뜻하게 하는 음식으로 소금, 뿌리채
소_{감자, 고구마, 당근, 생강, 마늘, 양파, 무, 연근, 우엉 등}, 현미, 누룽지, 검
정깨, 사과 딸기, 대추, 구기자, 쑥, 꿀, 고추, 호박 등이 있다.

또 공복 시에 냉증을 느끼기 쉬우므로 항상 일정한 시간에
식사하고, 식사량을 지키며 더운 음식을 먹는 것이 좋다. 또한,
에너지 대사율이 높은 단백질 섭취를 충분히 하고, 신경을 조
절하고, 열 조정을 해주는 비타민과 미네랄과 효소를 충분히
섭취하는 것이 좋다.

예로부터 몸을 따뜻하게 하는 것만으로도 아픈 곳이 낫는다
고 했다. 체온이 1도 내려가면 면역력이 30% 감소한다. '수승화
강_{水昇火降, 차가운 기운을 올리고, 뜨거운 기운을 내린다}, 두한족열_{頭寒足熱, 머리는 차게, 발은 덥게 한다}'라는 말처럼 열이 아래쪽에 있을 때 몸은 이
상적인 상태가 되어 신진대사가 활발해지게 된다.

그러나 현대인들은 책상에 앉아서 손가락과 두뇌 회전만 하
고 있기 때문에 에너지가 신체 상부 쪽으로 몰려있어 상체에
열이 많고 하체는 냉하다. 그러므로 하복부 쪽의 활동을 향상
해 따뜻하게 하여 체온을 올려 신진대사를 활발하게 유지하여
야 한다.

04
긍정적인 생각과 마음가짐 갖기

'건강한 정신에 건강한 육체가 깃든다'라는 말이 있다. 병에 걸리는 주요 원인은 정신적인 것으로 마음이 편해야 모든 것이 건강하다. 현대의학의 발전으로 평균수명은 늘어났지만, 아직 현대의학으로는 암을 치료하기는 어렵다. 암세포는 누구에게나 있다. 즉 누구나 암에 걸리게 되어 있다. 제일 중요한 것은 암을 두려워하지 말아야 한다. 그러므로 마음을 긍정적으로 갖는 것이 필요하다. 암에 걸리면 앞으로 건강하게 잘 살라는 신호로 알고, 암이 발생한 근원을 찾아내어 잘못된 생활습관을 고쳐나가면 되는 것이다.

'암 죽고말고'가 아니라 '암 암! 살고말고'라는 말을 하면서 '불가능IMPOSSIBLE'을 '나는 가능I M POSSIBLE하다'라는 긍정적인 생각으로 자연 속에서 순리치유 생활을 하면 스스로 암을 이겨낼 수가 있다. 범사에 감사하고, 항상 기뻐하며 웃고 사는 긍정적인 삶의 태도가 건강과 행복을 약속한다. 인간이 행복하려면 많이 웃어야 한다. 행복해서 웃는 것이 아니라, 웃으면 복이 오는 것이다. 웃으면 행복 호르몬인 세로토닌이 분비한다. 웃는 노력을 열심히 하여 자꾸 의식해서 크게 웃다 보면, 웃는 것이 자연스러워진다. 웃다 보면 어느새 몸과 마음이 건강한 사람으로 변화한 자신을 발견할 수 있다.

또한, 웃음은 스트레스 호르몬의 분비를 낮추고, 엔도르핀 등 행복 호르몬의 분비를 증가시켜 스트레스를 줄여준다. 더 나아가 많이 웃을수록 세로토닌, 도파민, 엔도르핀 등 뇌 신경 전달 물질의 분비가 늘어나 뇌 활동이 활발해져 기억력 향상에 도움 되어 치매 예방에도 도움이 된다. 긍정적인 마음은 목표를 향해 돌진하게 하는 원동력이 되기도 하고, 면역력을 강화해주는 천연 비타민이 되기도 한다. 그뿐만 아니라 긍정적인 마음가짐을 갖고 있으면 창의력도 높일 수 있다.

05
자기 예상 수명을 설정하고 실천하기

사람은 자기가 원하는 대로 태어날 수도 없고 죽을 수도 없다. 누구도 자기의 운명을 알 수 없다. 언제 어디서 사고를 당하여 생각지도 못한 채 유명幽明을 달리할 수도 있다. 그러나 몸 건강관리를 잘하여 최대한 자연수명을 채우는 것이 인간의 도리라 생각된다. 따라서 자기 자신의 자연수명을 지킬 수 있는 지혜를 터득하고 이를 배우고 실천하여야 할 것이다.

인간의 자연수명은 120세라고 한다. 그러나 120세를 사는 사람은 찾아보기 어렵다. 또한 건강을 전제로 하는 120세 수명이어야 한다. 사람의 수명은 유전적 사항, 성별, 경제 능력, 교육 정도, 성격, 환경오염, 스트레스, 흡연, 유산소운동, 식생활습관, 비만, 걷기, 변비, 행복한 결혼, 규칙적인 일상생활, 부부관계, 수면, 가치관 등에 따라 차이가 난다.

"건강을 배우며 실천합시다"라는 구호 아래 자신의 예상수명을 설정하고, 정기적으로 예상수명을 측정할 수 있는 도구를 활용하여 건강12088234를 향하여 정진하는 방법을 살펴보자.

예상수명 측정 검사표

A 항목	① 성별 ② 현재 나이 ③ 유전요인(조부모/부모 사신 나이, 중풍, 심장병, 고혈압, 암, 당뇨병 유무)을 체크한다.
B 항목	① 년 수입 ② 교육 수준 ③ 성품 ④ 직업 ⑤ 장래전망 ⑥ 오염물/유기 폐기물/방사능/전자파/화학품 노출 환경 여부 ⑦ 거주지 환경 오염 여부 ⑧ 출퇴근 소요시간 ⑨ 의료시설 접근성 등을 체크한다.
C 항목	① 전반적인 건강상태 ② 혈압상태 ③ 혈중 콜레스테롤 수치 ④ 좋은 콜레스테롤(HDL) 수치 ⑤ 당뇨 여부 ⑥ 건강보험 가입 여부 ⑦ 흡연 ⑧ 음주 ⑨ 유산소운동 ⑩ 계단 오르내리기 여부 ⑪ 걷기 ⑫ 심장 박동 상태 ⑬ 맥박 ⑮ 베개 높이 ⑯ 체중 ⑰ 허리둘레 ⑱ 규칙적인 식사 습관 ⑲ 편식 ⑳ 곡류, 채식류, 육류 섭취 비율 ㉑ 간식 ㉒ 인스턴트식품 ㉓ 패스트푸드 ㉔ 오백식품, ㉕ 섬유질 식품, ㉖ 효소식품 ㉗ 미네랄 소금 ㉘ 단음식 ㉙ 튀긴 음식 ㉚ 감기 ㉛ 항생제 ㉜ 임파선 ㉝ 피로회복 속도 ㉞ 자외선 차단 크림 사용 여부 ㉟ 건강 관련 서적 구독 ㊱ 건강증진프로그램 참여 여부 등을 체크한다.
D 항목	사고 예방습관 ① 안전띠 착용 여부 ② 음주운전 및 동승 ③ 운전 과속 및 법규준수 ④ 1년에 16,000㎞ 이상 운전 주행 ⑤ 소형차 중형차, ⑥ 오토바이 운전 ⑦ 3년간 싸움 여부 ⑧ 화재경보기 설치 여부, 질병 예방 습관 ⑨ 정기적으로 종합 건강검진 여부 ⑩ 폐경 여부 ⑪ 전립선 상태 ⑫ 변비 여부 ⑬ 피부 상태 등을 체크한다.

E 항목	① 혼인 여부 ② 헌신적인 인간관계 유지 ③ 일주일에 2회 이상 성생활을 즐기는 여부 ④ 성생활 만족 여부 ⑤ 18세 미만 자녀와 동거 여부 ⑥ 독거 여부 ⑦ 절친한 친구 ⑧ 신앙 및 종교 활동 여부 ⑨ 사회봉사 활동 ⑩ 애완동물 사육 ⑪ 규칙적인 생활 ⑫ 숙면 여부 ⑬ 규칙적인 일을 한다. ⑭ 일의 분량 ⑮ 휴가 실시 ⑯ 취미 활동 여부 ⑰ 스트레스 해소 방법 유무 등을 체크한다.
F 항목 정서적 스트레스	① 나의 행복지수 ② 가족과 친구와의 관계 ③ 삶의 만족도 ④ 경제적 형편 ⑤ 도전 의식 ⑥ 창조적인지? ⑦ 취미생활 ⑧ 여가 생활 ⑨ 감정표현 구사 능력 ⑩ 웃음 ⑪ 낙관적 생각 ⑫ 쉽게 화를 낸다. ⑬ 자기 비하 콤플렉스 여부 ⑭ 타인 비하 ⑮ 외로움 ⑯ 자신감 ⑰ 희생감 등을 체크한다.

　　위에 열거한 사항들은 자신의 건강 상태를 쉽게 점검할 수 있는 것들로 이러한 사항들을 잘 점검하고 개선하여 나아가면 예상 수명이 늘어나며 자연수명을 달성할 수 있을 것이다.

　　모두 다 중요한 사항이지만, 특히 노화 방지를 위해서는 좋은 공기를 마시며 좋은 물을 마시며, 충분한 햇볕을 쬐면서 다음 사항들을 잘 지켜 준행하면 자연수명인 건강12088234를 달성할 수 있다.

제2장
내 건강은 내가 책임진다

내 건강은 내가 지킨다는 책임의식을 갖고
내 몸속의 항상성을 잘 활용해야 한다. 즉 올바르고 규칙적인 생활로
자연 치유력과 면역력의 기능을 활성화시켜야 한다.

건강이란 단순히 질병이 없고 허약하지 않은 상태만을 의미하는 것이 아니라 육체적 · 정신적 및 사회적으로 완전한 상태를 말한다. 과거에는 건강이란 육체적 · 정신적으로 질병이나 이상이 없고, 개인적으로 정상적인 생활을 영위할 수 있는 신체 상태를 말하였다. 그러다가 개인이 사회생활에 의존하는 경향이 커짐에 따라서 사회가 각 개인의 건강에 기대하는 것도 많아졌기 때문에 사회적인 건강이란 측면에서 이와 같은 정의가 생겨난 것으로 보인다.

오늘날에 건강이란 용어는 육체적인 건강뿐 아니라, 물리적, 정신적, 심리적, 사회적, 영적 측면을 포함하는 다차원적인 현상이다. 이에 대해 의사들도 환자들의 70%가 정신건강mental health의 문제라고 말하고 있다. 'M70 B30'의 의미는 우리의 건강은 정신건강mind, mental이 70%, 육체건강body, physical이 30%로 구성되었다는 뜻으로, 점점 더 복잡해져 가는 현대사회는 스트레스에 더 많이 노출되어가고 있어 정신건강의 문제가 90~95%로 높아지고 있다.

01
건강관리의 기본은 스트레스 관리

정신적 스트레스가 심하면 식욕도 떨어지고, 만사가 귀찮아지고, 잠도 잘 안 와 자연히 몸이 약해지게 된다. 한편 마음이 편안하고 걱정거리가 없으면 잠도 잘 자고, 밥도 잘 먹고, 잘 싸고, 건강한 삶을 유지할 수 있다. 스트레스를 받아 불안하고 초조한 상태가 되면 사소한 농담 이야기에도 민감하게 반응하게 된다. 아무렇지도 않은 일인데 상대방에게 짜증을 내거나 화를 내기 쉽다. 처음 한두 번이면 상대방도 이해를 하겠지만, 그런 일이 자주 일어나면 상대방도 불쾌하고 불편해져서 그 사람과 가까이하려고 하지 않게 된다. 특히 나이가 들면 면역력이 저하되면서 스트레스도 늘어나게 되어 있어 조그마한 일에도 쉽게 삐지게 되고, 큰소리를 내며 화를 쉽게 내곤 한다.

또한, 마음이 편안하면 상대방과 대화할 때 상대를 이해할 수 있는 마음의 여유가 생겨 사소한 다툼을 크게 키우지 않고 자연스럽게 넘어갈 수 있다. 그래서 55세가 넘는 모임에 가면 '빠삐용빠지지도 말고, 삐지지도 말고, 용서하며 살자', 65세가 넘는 모임에는 '빠삐따빠지지도 말고, 삐지지도 말고, 따지지도 말자'를 강조하기도 한다.

아이들의 경우 스트레스를 받아 마음이 불안하면 집중력이 떨어져 학업 성적도 떨어지게 되며, 반대로 마음이 편안하면 집중력도 높아져 학업성적이 좋아진다. 게다가 집중력이 떨어지면 일을 효율적으로 하기가 어려워져 일이 더뎌지고, 더 힘이 들고, 잘 풀리지 않는다. 따라서 아이들에게 가능한 한 부정적인 말과 하지 말라는 말을 하여 스트레스를 주는 일이 없도록 유의하여야 아이들이 건강하게 자랄 수 있다.

과도한 경쟁 사회를 살아가는 현대인들은 모두 스트레스를 받지 않을 수 없다. 심지어 스트레스 환자를 치료하는 정신과 의사들도 예외가 아니다. 누구나 스트레스를 받되 자기 스스로 소화할 수 있는 대처 방안을 알아두고 실천하는 것이 중요하다. 그래서 자신에게 맞는 건강한 스트레스 해소 방법을 찾아야 한다. 충분한 휴식을 하고 개인 성향에 따라 자신에 맞는 스트레스 해소방법으로 운동, 취미 활동을 활용하는 것이 좋다. 또한 머리가 복잡하면, 일단 책상이나 옷장 정리하기, 빨래하기 등의 활동으로 주변을 정리 정돈하는 습관을 갖는 것도 정신건강에 도움이 된다. 좋아하는 드라마를 본다든지, 친한 친구를 만나든지, 글을 쓴다든지, 산책을 한다든지 등, 일상생활에서 소소하더라도 자신이 즐겁고 행복할 수 있는 것을 감사하며 하는 것이 자연스러운 스트레스 해소 방안이 될 수 있다.

대자연 속에서 나의 내면의 세계를 바라보는 명상의 습관을 갖는 것도 정신건강에 도움이 된다. 정신이 건강해야 삶이 행복하다. 자연과 가까이하며 쉬어가고, 신선한 음식을 섭취하고, 시기하지 말고, 분노하지 말고, 열등감을 갖지 말고, 용서하며 배려하고, 또 사랑하면 모든 것이 힐링 되어 정신건강 관리를 할 수 있는 것이다.

02
정신건강에 좋은 10가지 습관

요즘은 예전보다 살기가 편해진 세상이 되었지만, 정신적인 스트레스로 매우 위험한 세상을 살아가고 있음을 부정할 수가 없다. 일터의 과중한 업무와 과도한 경쟁, 상하 간의 불협, 입시경쟁, 노사갈등, 부정부패, 퇴폐 향락, 폭언 폭력, 성추행, 고소 고발, 사기, 청소년비행, 도덕성 상실, 집단이기주의, 빈부의 격차, 정치계 · 법조계 · 의료계 · 언론계의 도덕성 붕괴 등으로 우리의 정신력Mental이 전체적으로 붕괴되어 가고 있어 정신건강의 문제가 매우 심각한 상황에 도달해 있다.

국민건강보험공단의 통계에 따르면 최근 10년간 정신질환우울증, 수면장애 등을 겪어 본 남녀 직장인이 3배가량 증가했다고 한다. 실제로 우리나라의 우울증과 자살률세계 1위이 다른 나라에 비해 월등히 높은 것이 그것을 증명해 주고 있다. 세계 10위권의 경제력과 1인당 국민소득 2만 불이 넘는 세계가 부러워하는 나라가 되었지만, 정신적인 문제로 몸살을 앓고 있다.

이에 우리는 정신건강Mental Health을 쾌적하고 개운하게 지키는 법을 알아야 한다. 그러기 위해 먼저 정신건강 상태를 점검해보자. 즉, '과연 우리의 멘탈은 건강한가?'를 체크해 보자. 정신건강의 가장 큰 주적인 스트레스에 대해 현재 자신이 얼마만큼의 스트레스를 받고 있는지 점검하고, 자신이 자신을 어떻게 생각하고 있는지에 대한 자아존중도를 검사하는 것이 필요하다. 이렇게 각자 정신건강 자가진단을 한 후, 각자에게 맞는 방법으로 스트레스를 푸는 방법을 찾아야 한다.

사람은 누구나 지나친 욕심과 근심과 걱정으로 과도한 스트레스에 시달리고 우울해지면 사는 재미를 잃게 되며 건강을 잃게 된다. 한편 자기 자신을 신뢰하고, 존중하며 항상 기뻐하고, 범사에 감사하며 긍정적인 말을 하면 행복과 건강이 찾아온다. 또한 남을 돕는 이타심은 행복감을 느끼는 뇌가 활성화되어 행복감을 느끼게 되고, 정신건강을 증진시켜 준다. 우리는 자신도 알지 못하는 사이 스트레스로 인해 건강을 잃고 있다.

신체적 건강보다 더 중요한 것이 바로 정신건강이다. 정신건강에 도움이 되는 '정신건강 십계명'을 만들어서 실천해 보자.

·········
** 정신 건강 십계명 **

① 항상 기뻐하며, 긍정적인 생각과 시각으로 세상을 보자.

② 범사에 감사하며, 모든 이웃에게 감사한 마음을 갖자.

③ 욕심을 버리고 겸손한 자세로 많은 사람을 돕는 디딤돌
의 역할을 감당해 보자.

④ 불량식품은 멀리하고, 자기 체질에 맞는 음식의 적당량
을 즐겁고 맛있게, 천천히 함께 식사를 해 보자.

⑤ 절대로 화를 내지 말자. 기다리며 항상 상대를 배려하고
용서해 주자

⑥ 말 한마디가 축복이다. 칭찬하는 말, 사랑의 말, 은혜로
운 말, 즐거운 말 한마디로 축복을 주고받자.

⑦ 시간 약속을 잘 지키자. 항상 여유 있게 가서 기다리는
습관을 갖자.

⑧ 항상 웃는 모습을 보이며 유머 감각을 익히자. 수시로
거울을 보며 웃는 표정을 짓자.

⑨ 부정부패에 연루되지 말고, 원칙대로 바르고 정직하게
살자.

⑩ 낮은 자의 자리에서 나의 유익을 구하지 말자. 나에게
이익이지만 상대방에게는 손해를 끼치는 일은 하지 아
니하며, 비록 나에게는 고통이고 손해지만 상대방에게는

유익을 주는 일은 기꺼이 하는 훌륭한 사람이 되자.

. . . .

03
스트레스, 어떻게 극복할 것인가?

스트레스란 생물체가 신체 밖으로부터 유해한 작용을 받을 때, 그에 대응하여 생물체가 나타내는 일체의 반응이라고 할 수 있다. 인간은 타인에 의한 스트레스보다는 자기 스스로 만드는 정신적인 스트레스가 가장 치명적이라고 한다. 실제로 우리가 갖는 스트레스의 대부분은 외적 원인기후, 환경, 배우자, 사업, 상사, 인간관계 등 보다는 자기 스스로 만들어 간다. 나쁜 감정, 불안, 초조, 긴장, 공포, 미움, 슬픔, 걱정, 시기, 질투, 증오와 분노 등이 신체의 부신피질 호르몬의 분비와 신경의 부조화를 가져오게 한다.

그러므로 스트레스 유발요인을 파악하고 제거하도록 노력하여 정신건강을 유지하여야 한다.

- ■ 외적 원인External Stressor
- • 물리적 환경 : 공해, 환경오염, 소음, 강력한 빛, 혹한, 폭염, 밀폐된 공간, 혼잡, 먹거리 오염 등

- 사회적_{사람과 관계} 환경 : 오만, 고집, 무지, 무례함, 명령, 다툼, 마찰. 사기, 공갈, 부정부패 등
- 조직사회 : 규칙, 규정, 형식절차, 마감 시간, 명령 체제 등
- 생활의 큰 사건 : 배우자 · 가족 · 친족 · 친구의 죽음, 직업상실, 승진, 새 아기의 탄생 등
- 일상의 복잡한 일 : 통근, 열쇠 잃어버림, 기계적 고장, 자동차 사고, 무질서, 새치기 등

■ 내적 원인 Internal Stressor
- 생활양식의 선택 : 흡연, 과음, 카페인 과다 복용, 충분하지 못한 잠, 피로도 과중, 바쁜 일정, 과도한 전자파 접근 등
- 부정적인 사고와 자기 비하 : 비관적인 생각, 열등감 콤플렉스, 자신 혹평, 과도한 분석 등
- 마음의 올가미 Mind Traps : 과욕, 허욕, 망상, 독선, ALL OR NOTHING, 과장, 경직된 사고방식, 고집 등
- 개인적인 성향 : 완벽주의자, 일벌레. 원칙주의자 등

통계에 따르면 몸이 아픈 사람의 경우 정신적 질환이 70% 이상이며, 요즘은 스트레스 과잉포화 시대가 되어 질병의 90~95%가 스트레스 때문에 기인하고 있다고 한다. 심장병의 경우 75%가 스트레스와 관련이 있으며, 당뇨병, 고혈압, 천식,

소화성궤양, 과민성대장증후군, 비만, 우울증, 수면장애, 공포증, 신경성 피부염, 암 등이 스트레스 관련 주요 질병으로 꼽히고 있다.

과도한 스트레스는 단백질, 칼륨, 인 등의 배설이 증가하고 칼슘 저장이 줄어들며, 비타민 C는 스트레스 상태에서 부신에서 소모되어 나중에 비타민 C가 부족하게 된다. 또한 스트레스로 인한 내분비계통의 호르몬 분비, 과도한 자유 유리기Free Radical의 분비는 세포나 면역기능의 이상을 유발할 가능성이 매우 크다.

우리가 스트레스를 받게 되면 대뇌피질에서 우리 몸에 매우 중요한 기능을 맡고 있는 시상하부의 자율신경 중추를 자극하게 되어 전신의 교감신경이 과도한 긴장을 일으키게 된다. 또한 환경조건의 변화, 즉 추위나 소음 등에도 자율신경의 조절능력이 변화되어 말초혈관의 과도한 수축이 일어나 혈류의 장애를 일으키게 되며, 이는 말초혈관 장애로 이어진다.

시상하부는 신체기능을 일정하게 유지시키는 기능을 총괄하고 있다. 이는 항상 체내의 변동을 파악하고 있으면서 환경조건의 변동이 있으면 즉시 자율신경계, 내분비계, 면역기능을 조절하여 혈액순환, 체온, 생식, 면역, 성장, 대사 기능을 정상적으로 유지시킨다. 이와 같은 신체 조절기능은 많은 에너지가 필요하게 되고 조금이라도 미세혈관 장애가 있으면 이러한 기능에 장애를 일으키게 된다.

사람의 뇌는 독자적으로 혈류를 조절하는 기능을 갖고 있지만, 스트레스 자극이 지속되어 교감신경이 과도하게 긴장되면 말초혈관의 순환장애로 이어지고, 시상하부의 일정한 기능 유지가 어려워져 여러 가지 병적인 증상이 나오는 것이다. 이른바 심신증을 유발하게 되는데, 병원에서 MRI, CT, 혈액검사, 방사선 검사, 특수검사 등 다양한 검사를 하여도 이상을 발견하지 못하고, 당사자는 정신적인 고통만 증가되고, 무의미한 경제적·시간적 손실만을 초래할 뿐이다.

04
사랑과 봉사는 건강과 장수의 비결이다

　　건강의 핵심요소는 마음가짐이다. 특히 사람들을 진실하게 사랑하고 섬기며 적극적으로 사랑과 봉사를 하는 사람들은 건강하게 오래 산다. 사랑은 우리 몸의 저항력을 높여준다. 반면 미움과 질투 같은 부정적인 마음은 중금속 같은 파동을 가지고 있다. 사랑은 유전자를 변형시킨다. '테레사 효과'3)라는 말이 있듯이 테레사 수녀처럼 헌신적 사랑과 봉사활동은 면역물질을

---

3) 테레사 효과 : 남을 돕는 활동을 통하여 일어나는 정신적, 신체적, 사회적 변화. 1998년 미국 하버드대학교 의과대학에서 시행한 연구로서 테레사 수녀처럼 남을 위한 봉사활동을 하거나 선한 일을 보기만 해도 인체의 면역기능이 크게 향상되는 것을 말한다.

증강시켜주며, 자연 치유력이 증가되어 활력이 넘쳐나게 된다.

반면 마음속에 사랑이 없고 건강한 자신의 모습을 그릴 수 있는 능력이 부족하다면 아무리 음식을 엄격하게 가려먹고, 운동을 철저히 하고, 최상의 의료혜택을 받아도 그 모든 노력이 헛수고가 될 수 있다.

병의 원인을 제거하면 병은 사라진다. 몸과 마음을 사랑으로 채워가는 사랑과 봉사의 활동을 실천하면 병이 생기게 된 원인을 멈추게 하고 참 생명이 영롱하게 빛을 발하게 된다. 사랑과 봉사가 이 지구상에 가장 아름다운 사업임을 믿는다는 JCI 신조[4]가 건강을 약속한다는 사실을 잊지 말자.

남녀가 사랑에 빠지면 옥시토신 호르몬이 분비된다. 사랑의 호르몬이라고 불리는 옥시토신은 분만 및 모유 수유 과정에서도 많이 분비된다. 사랑과 신뢰, 사회적 결속을 높여주기 때문에 '사랑의 묘약'이라고도 한다. 옥시토신은 두통을 크게 줄이는 등 신체의 건강을 유지하는 데 큰 도움을 준다. 사랑 호르몬인 옥시토신과 엔도르핀은 스트레스를 해소하고 숙면을 취하는 데 도움을 준다. 두통이나 생리통 등 신체 고통도 완화한다.

봉사란 '국가나 사회 또는 남을 위하여 자신을 돌보지 아니

4) JCI 신조 : 신앙은 인간 생활에 의의와 목적을 부여하며, 인류는 국경을 초월하여 형제가 될 수 있으며, 경제적 정의는 자유 기업을 통해서 자유인에 의하여 최선으로 달성되며, 정치는 법률에 기반을 두며, 인간의 자의로 행해질 수 없으며, 이 지구상의 가장 위대한 보배가 인간의 개성 속에 있으며, 인류에의 봉사가 가장 아름다운 사업임을 우리는 믿는다.

하고 힘을 바쳐 애씀'이라는 뜻으로 봉사 정신이란 어떠한 목
적성을 띠지 않고, 진심에서 우러나오는 마음을 바탕으로 상대
방의 마음을 헤아리고, 작은 것일지라도 내가 가진 것을 나누
며 소소한 행복을 느끼는 것이다.

　인간은 자기밖에 모르는 이기적인 만족을 뛰어넘는 대의명
분大義名分에 헌신했을 때 가장 행복해하고, 가장 성공했다고 느
낀다. 이것이 바로 건강 지킴이가 되는 것이다. 사랑은 그 자체
로 머무를 수 없다. 사랑은 행동으로 이어져야 하고, 그 행동이
바로 봉사이다. 따라서 사랑과 봉사는 항상 함께하며 이 지구
상에 가장 아름답고 건강을 지키는 파수꾼이라고 볼 수 있다.

제3장
자연이 주는 건강 요소
– 저비용 고효율 건강 비결

우리가 건강한 삶을 살아가기 위해서는
공기, 물, 햇빛, 음식의 중요성을 알아 잘 활용하고,
바른 먹거리를 섭취하는 습관을 지녀야 한다.

고대 철학자들은 세상의 만물이 4대 원소, 즉 공기, 흙, 물, 불로 이루어졌다고 주장했다. 이 4가지 원소는 우리 삶에 매우 중요한 것으로, 어느 것 하나라도 없으면 우리의 생명은 존재할 수가 없는 것이다. 인간은 흙으로 지어져, 흙으로 태어나, 흙으로 돌아간다는 말은 누구나 다 아는 사실이며, 흙이 없다면 곡식과 열매와 채소가 없으므로 흙은 바로 생명의 바탕이다.

흙으로 만들어진 우리 몸은 70% 이상이 물로 채워져 있으며 우리 몸은 항상 물을 원하고 있다. 물은 생명의 원천인 것이다. 공기는 더 말할 것도 없다. 모든 생명체는 산소를 마시고 이산화탄소를 배출함으로 생명을 이어가고 있다. 또 햇빛은 인간 문명과 역사를 발전시킨 장본이며 생명의 원천이다.

따라서 우리가 이 세상을 살아가면서 건강해지려면 3대 원소공기, 물, 태양의 귀함을 알고 잘 활용하여 바른 먹거리를 섭취하는 습관을 지녀야 한다. 이에 자연이 주고 있는 공기Air의 중요성, 물Water의 중요성, 햇빛Sun의 필요성 그리고 음식Food의 중요성에 대해 자세히 살펴보기로 하자.

01
공기Air의 중요성

우리가 살아가는 세상은 어떤 환경인가? 45억 년 전 지구가 탄생한 이후 대기권은 큰 변화를 겪었다. 아마 최초의 원시 대기는 가스 형태의 수소와 헬륨으로 형성되었을 것이고, 우주로 증발해 버린 후 생명인 산소가 탄생했다. 이후 대기권은 질소 78%, 산소 21%, 아르곤 0.9%, 미량의 이산화탄소와 다른 가스로, 즉 현재의 구성 비율로 변하였다.

우리는 지금 유사 이래 에너지 사용을 통해 가장 풍요로운 물질문명의 혜택을 누리며 살아가고 있지만, 과도한 에너지 사용으로 오염된 공기로 인해 자신도 모르는 사이에 몸과 마음이 병들어가고 있다. 인류는 석유, 석탄, 천연가스를 소비하여 에너지를 얻기 위해 연간 220억 톤의 이산화탄소를 대기 중에 날려 보내고 있으며, 천연 숲과 자연 공간을 파괴하는 과정에서도 70억 톤 이상 이산화탄소를 방출하고 있다.

도시의 아스팔트 도로와 초고층빌딩과 아파트에 생활하는 사람들은 시골의 초가삼간草家三間에 사는 사람들보다 결코 좋은 공기를 마시고 살 수 없다. 환경론자들은 푸른 숲과 자연환경을 지키기 위해 더 이상의 개발을 금지하기 위한 다양한 목소리를 내고 있지만, 이미 공기는 오염이 되어 중병에 걸려있다. 특히 도시에 살고 있는 대다수 사람들은 각종 오염된 환경에 무방비한 상태로 각종 질병의 고통 속에서 살아가고 있다. 그래서 대형 주거단지 도로변 빌딩은 대부분 병원, 약국, 건강 힐링 센터 등 환자들을 위한 시설로 가득 자리를 잡고 있다.

우리는 공기, 물, 햇빛, 음식이 없이는 생명을 유지할 수가 없다. 이중 가장 중요한 것은 무엇인가? 바로 공기air인 것이다. 공기는 소중한 자원이며 위대한 자원이다. 공기가 없으면 숨이 막혀 죽는다. 이처럼 공기가 생명의 가장 중요한 요소인데 우리는 공기의 중요성을 잘 모르고 살아가고 있다. 좋은 공기 Fresh Air를 많이 마셔야 건강해진다. 공기의 질을 바꾸면 삶의 질이 향상되며, 삶의 질이 향상되면 사회의 환경과 질이 좋아져 로하스 세상이 된다.

그럼 좋은 공기란 무엇인가? 좋은 공기란 자연 상태에서 가장 쾌적함을 느낄 수 있는 공기다. 미국 나이아가라폭포 지역과 캘리포니아주의 요세미티공원, 우리나라 울릉도가 공기 좋기로 가장 유명하다. 이 지역의 공기는 깨끗하고 습도가 적당하다. 또한 폭포수와 울창한 산림과 바다에서 공급되는 풍부한 음이온이 생리 기능을 증진시켜 쾌적함을 느끼게 한다. 따라서 건강에 좋은 공기의 필요조건의 하나가 바로 풍부한 음이온이라 하겠다.

다시 요약하자면, 깨끗하고 적당한 습도를 유지하며 건강에 좋은 음이온이 풍부한 공기가 바로 건강에 좋은 공기로 미국의 의학박사 R. E. Holliday는 음이온을 '공기의 비타민vitamin of air'이라고 부를 것을 제의하기도 했다.

오늘날 도시의 공기는 자동차 매연과 각종 환경호르몬 방출로 오염도가 심각하여 건강을 위협하고 있다. 1가구 1주택처럼 1가구 1자동차 제도 시행이 필요한 시점이다. 또한 더 이상 시멘트 집을 짓지 말아야 한다. 각종 화학 생활제품 생산을 절제해야 하고, 편리성의 이유로 사용하고 있는 일회용품Disposable Product 사용을 자제해야 할 것이다. 산업화 도시화에 따른 자동차 매연, 공장의 공기오염, 환경호르몬 방출 등은 보이지 않게 인체의 면역력을 떨어드리고 자연 치유력을 상실케 한다.

따라서 공기가 좋은 곳에서 건강을 지켜주는 건강한 주택에 살아야 건강을 지킬 수 있다. 이제 더 이상 지체 없이 시멘트로 지은 아파트와 아스팔트 도로의 독毒으로 벗어나야 한다. 황토와 천연목재로 지은 집에서 거주해야 아토피가 사라지고 천식, 비염, 암 등이 사라진다.

또한 피톤치드와 음이온이 많은 숲속을 자주 찾아 나서는 것도 매우 중요하다. 공원이나 숲속을 걷거나 등산을 할 경우 복식호흡을 하면서 마사이족처럼 에코 힐링 워킹Eco Healing Walking을 하면 체내의 독소를 제거하여Detoxification 정상 세포가 활성화되어 기분이 상쾌해진다.

공기는 우리가 건강해지는 주요 요소 중 94%를 차지하고 있음을 알자. 평균수명보다 건강 수명이 더 중요하다. 오염된 공기는 소리 없는 조용한 살인자와 같다. 건강 수명을 유지하기 위해 가능한 자연으로 돌아가 건강12088234를 달성하자.

공기에 대한 일반적인 상식

공기란 지구를 둘러싼 대기 속 하층부에 구성되어 있는 무색무취의 투명한 기체를 말한다. 이 투명한 기체인 공기는 산소 1, 질소 4의 비율로 구성되어 있다. 또한 약간의 아르곤이나 헬륨 같은 부활성 가스와 이산화탄소도 곁들여 있다. 사람은 이 공기를 마시며 생명의 숨을 쉬고 살아가고 있다. 공기는 또한 동식물의 생명 유지를 위해 꼭 필요하며, 소리 전파의 매개체이기도 하다. 이처럼 공기는 생명체의 기본이라고 볼 수 있다. 공기가 없는 다른 태양계에서는 생물이 살아갈 수 없다.

공기의 역사를 살펴보면, BC500년경의 고대 그리스 철학자 아낙시메네스Anaximenes; BC585?~BC525가 만물의 근원을 공기라고 하는 일원설—元說을 주창하며 "우리의 영혼은 공기이며 우리를 지배 유지하고 있듯이 전 세계도 기식氣息과 공기가 포괄하고 있다"라고 하였다. 이후부터 공기에 대한 연구가 수천 년 동안 계속되어 왔다. 이탈리아의 천문학자이며 물리학자인 갈릴레이Galilei; 1564~1642는 공기에 무게가 있음을 발견했으며, 독일의 물리학자인 오토 폰 게리케Otto Von Guericke; 1602~1685는 공기가 산소와 질소로 이루어졌음을 밝혀냈다.

사람은 공기 호흡을 통해 세포를 분해시키는 활동을 순조롭게 하게 한다. 음식물을 섭취하여 소화를 시키면, 그 물질이 포도당으로 되어 피를 통해 세포 속으로 들어가서 산소와 함께 에너지를 생성시키는 작용을 한다. 아궁이에 불을 지필 때 공기 순환이 순조롭지 않으면 불이 잘 붙지 못한다. 이처럼 우리 몸속에 산소가 없으면 세포 속의 영양소를 태워 에너지를 생성시키지 못해 결국 병들어 죽게 되는 것이다. 우리는 가능한 한 좋은 공기를 많이 마셔야 건강해질 수 있다.

그러므로 가능한 한 폐를 활짝 열어놓고, 신선한 공기를 최대한 많이 마시는 건강 호흡을 하는 습관을 가져야 한다. 이러한 외호흡이 강력해지면 내호흡도 함께 강력해져 세포들도 활성화되어 면역력이 강하지고 자연 치유력이 향상되는 것이다. 심호흡, 복식호흡, 꾸준한 운동, 에코 힐링 워킹, 삼림욕, 등산, 건강한 잠자리 마련 등을 통한 건강 호흡 습관으로 면역력이 강한 건강한 사람이 되어 보자.

건강에 좋은 공기란 어떤 공기일까?

모든 생물체는 잠시도 쉬지 않고 신진대사를 통해 에너지를 얻기 위해 호흡을 한다. 호흡은 탄수화물, 지방, 단백질의 산화 분해에 필요한 공기 중의 산소를 흡입하는 작용이다. 의식을 잃은 응급 중환자에게 제일 먼저 조치하는 것이 산소를 공급해주는 일인 것처럼, 신진대사를 원활히 하기 위해 흡입하는 공기의 조건에 따라 생명현상은 원활히 정상적으로 활성화되기도 하고, 병적으로 활성도가 약화되기도 한다.

대개 좋은 공기란 '깨끗한 공기'라고 말한다. 산이나 바닷가처럼 오염이 되지 않은 곳의 신선한 공기를 말하곤 한다. 먼지가 없고, 매연이 없고, 가스성분이 없으며, 병원성 세균이 없는 즉 풍부한 음이온과 적절한 오존과 피톤치드가 풍부한 공기가 바로 좋은 공기라고 볼 수 있다. 물론 55% 전후의 적절한 습도의 공기라야 더욱 쾌적함을 느낄 수 있다.

우리가 건강해지려면 다량의 원적외선과 풍부한 음이온에 쉽게 접근해야 한다. 특히 최근 문제시되고 있는 아토피를 줄이기 위해서 우리가 제일 먼저 취하여야 할 가장 좋은 방법은 무엇일까? 실내 생활환경, 즉 잠자는 공간인 집이 쉼과 회복이 있는 처소가 되어야 한다. 따라서 생태적인 자재흙과 자연 나무를 사용해서 집을 지어야 한다. 현재 대부분의 아파트, 빌딩, 주택 건축물들은 모두 콘크리트로 지어지고, 나무가 사용된다고 하더라도 화학물질을 투입해서 가공한 것이 태반으로 쉼의 처소의 실내 공기가 오염되어 있다. 또한 가구, 벽지, 바닥재, 접착제, 페인트, 풀 등에서도 유해한 화학물질과 환경호르몬이 발생되고 있다. 이것들을 모두 자연 생태적인 것으로 바꿔야 건강할 수 있다.

집안의 모든 재료를 자연 생태적인 것으로 바꾸고 나서 가족 전체가 병으로부터 해방된 사례는 많이 있다. 집안이 화학물질에 계속 노출된 채로 사는 것과 노출되지 않은 곳에서 사는 것은 건강에 큰 차이를 가져다준다. 실내에 습기가 많고 습도가 높으면 곰팡이가 발생할 확률이 높아지는 것은 분명하다. 실내의 온도 차이가 클 때 곰팡이가 발생할 가능성이 큰 이유는 공기 중의 수분이 이슬로 맺힐 가능성이 크기 때문이다. 이슬이 생겨서 축축해진 곳은 곰팡이의 서식처가 된다.

따라서 집안의 공기를 쾌적하게 하기 위해서는 우선 생태적인 자재를 사용해서 집을 짓는 것이며, 또한 방안의 환기를 자주 하여 곰팡이가 나지 않게 해 주는 것이다. 가능한 한 자동차 매연이 없는 청정한 지역큰 도로에서 2㎞ 정도 떨어진 지역에 생태 환경적인 집을 짓고, 그곳에서 잠을 자고 활동하며 살아가는 건강한 삶을 선택해보자.

음이온Vitamin Of Air

우리는 생활 편리화에 따라 세탁기, 정수기, 에어컨, 공기청정기, 텔레비전, 헤어드라이어, 팔찌 등등 매우 다양한 생활용품의 과도한 양성자에 위험 노출되어 있어 건강의 밸런스를 잃어가고 있다. 즉 음이온 부족 시대에 살아가고 있다. 그렇다면 과연 음이온이란 무엇인가? 중성의 입자가 전자를 얻어 만들어지는 음전하를 띠는 물질이며 반대는 양이온이다. 주기율표 상에서 비활성기체를 제외하고 오른쪽 위에 치우쳐 있는 원소들이 음이온이 되기 쉽다.

환경이 오염되지 않았던 100여 년 전의 대기는 음이온의 우세로 이온의 균형이 맞추어져 있었다. 그러나 현재 우리는 '아스팔트로 쌓인 도시엔 양이온, 나무가 무성한 숲속엔 음이온!'이라는 양분된 세상에 살아가고 있다. 주지하다시피 산업화, 도시화, 세계화, 편리주의, 이기주의 등으로 인해 거대도시에 거주하고 있는 대부분의 사람은 계속 늘어나고 있는 엄청난 자동차 매연, 생활 오염 물질 및 산업 폐기물로 인해서 대기 중 양이온이 넘쳐나는 곳에서 살아가고 있는 상황이다. 이렇게 양이온이 증가하면 몸 안의 활성산소가 증가하여 체내 산화 반응이 많아지고, 혈액이나 체액이 산성화되면서 면역력이 낮아지게 된다. 이러한 과정을 겪으면서 체내에 독소Toxic가 쌓이게되며 여러 가지 병의 원인으로 작용할 수 있다.

건강한 삶을 위해서는 공기 1㎤당 400~1,000개의 음이온이 존재해야 한다고 알려져 있지만, 서울 도심에서 측정된 음이온은 거의 0Zero에 가까운 수치라고 한다. 결국 도시의 환경에 의해 발생한 양이온이 음이온과 만나서 중화되어 음이온이 거의 존재하지 않는다. 한편 숲속이나 해변에는 양이온보다 음이온이 풍부하게 존재하여 상쾌한 기분을 느낄 수 있다.

음이온은 혈액 중의 전자 농도를 증가시킴으로써 체내 활성산소의 활동을 억제시키고 노화를 방지하는 항산화 작용을 한다. 또한 혈액의 pH 상승에 도움을 주고, 대뇌에 작용함으로써 뇌 속의 세로토닌 농도를 조절하여 불안증이나 긴장감을 줄여준다. 그리고 스트레스 호르몬이 덜 분비되는 환경을 제공해준다. 대기 중 음이온이 많아져서 인체에 위와 같은 영향을 주게 되면 결과적으로 혈액순환이나 물질대사가 더욱 활발하게 되고 면역력 향상으로까지 이어질 수 있는 것이다.

피톤치드Phytoncide

피톤치드란 숲속의 식물들이 만들어 내는 살균성을 가진 모든 물질을 통틀어 지칭하는 것이다. 1943년 러시아태생의 미국 세균학자 왁스먼Selman Abraham Waksman이 처음으로 발표했다. 러시아어로 '식물의'라는 'Phyton'과 '죽이다'의 'Cide'가 합성되어 "식물이 세균을 죽이는 물질"인 'Phytoncide'라 하였다. 20세기 초까지 폐결핵을 치료하려면 숲속에서 좋은 공기를 마시며 삼림욕을 통해 식물에서 나오는 각종 항균성 물질인 피톤치드가 몸속으로 들어가 나쁜 병원균과 해충, 곰팡이 등을 제거한다는 것이 정설이었다.

피톤치드는 테르펜, 페놀 화합물, 알칼로이드 성분으로 구성되어 있으며 심리 안정, 말초혈관 단련, 심폐 기능 강화, 기관지 천식과 폐결핵 치료, 심장 강화에 많은 도움이 된다고 알려져 있다. 또한 항산화, 항균, 항염증 작용을 하여 감기 바이러스성 질환 예방, 스트레스 완화, 면역력 향상, 알레르기, 피부질환 개선, 집먼지진드기의 번식 억제, 담배 연기나 발 냄새, 곰팡냄새, 쓰레기 냄새 등 강력한 탈취 효과는 물론 새집 증후군 제거, 피부 소독 약리 작용, 스트레스 해소, 각종 질병 치료 등 다양한 효과가 있는 것으로 알려져 있다.

피톤치드를 가장 많이 발산하는 나무는 침엽수로 편백_{노송나무 · 히노키}, 소나무, 잣나무 등이 있다. 식물이 병원균 · 해충 · 곰팡이에 저항하려고 내뿜거나 분비하는 물질인 피톤치드를 삼림욕을 통해 마시면 건강한 생활을 할 수 있다. 따라서 수시로 침엽수가 많은 산 중턱을 찾아 복식호흡을 하는 에코 에어 힐링 워킹을 하는 습관을 길러보자.

에코 에어 힐링 워킹 Eco Air Healing Walking

인체의 모든 것은 뇌가 지배한다. 뇌를 건강하게 하면 신체의 모든 근육, 장기, 혈관 등이 건강해지며 마음이 편해지고, 기분이 좋아져 행복감을 느끼게 된다. 그러므로 뇌세포를 건강하게 하려면 공기 좋고, 물 맑고, 새가 우는, 즉 야생동물이 살고 있는 자연_{산속, 바닷가}으로 돌아가는 습관을 갖도록 하자. 하루 만 보 이상 좋은 공기를 마시며 걷는 것이 건강과 행복의 지름

길이다.

산업 현대화 및 정보화를 통해 의료기술의 급격한 발전에 따라 인간의 평균수명이 많이 늘어나긴 했지만, 잘못된 생활습관병인 당뇨, 고지혈, 고혈압, 각종 암 등 성인병으로 고통받는 환자들은 날마다 증가되어 가고 있다. 또 대형병원은 현대의학으로 고칠 수 없는 환자들로 가득 넘쳐나고 있는 현실을 살아가고 있다. 이에 다양한 힐링 연구가 나타나고 있지만, 아직까지 특별한 묘약妙藥은 만들어내지 못하고 있다. 지난 1976년, 미국 상원 영양평가위원회가 발표한 5000페이지의 방대한 보고서에 따르면 "현대의학으로는 현대병을 고칠 수 없다. 미네랄 부족이다. 그러니 자연으로 돌아가라"라고 하였다.

또한 최근 건강한 몸과 마음을 유지하는데 가장 각광받는 운동법은 바로 유산소 운동으로, 좋은 공기를 마시며 올바른 자세로 자연의 숲속을 걷는 것이라고 한다. 그냥 걷는 것이 아니라 에코 에어 힐링 워킹Eco Air Healing Walking을 해야 한다. 반드시 올바른 자세로 복식호흡을 하면서 걸어야 한다. 병원에서 포기한 암 환자의 경우에도 매일 1시간 정도 피톤치드와 음이온이 많은 산속을 약간 땀이 나게 약 3개월 정도 걸으면 암세포가 사라진다. 자연 속에서 편안한 마음으로 걸으면서 복식호흡을 하면, 심신의 질병 치유는 물론 신체와 두뇌를 건강하고 행복하게 만들 수 있다.

02
물의Water의 중요성

우리는 물은 생명의 근원으로 생명의 탄생과 유지에 없어서는 안 될 매우 중요한 물질임을 다 알고 있다. 이 지구상에서 생명이 있는 것은 모두, 즉 사람은 물론 동식물, 미생물도 물 없이는 존재할 수 없다. 지구상의 최초의 생명체는 태초의 바닷물에서 출현하였으며, 우리 인간도 바닷물과 같은 모태의 양수 속에서 탄생하였다. 물은 공기와 더불어 생존에 필요한 가장 중요한 요소다. 인간의 몸은 평균 70%가 수분으로 구성되어 있다.

물은 인체 내의 빈 공간을 채우는 주요 대량요소이며, 혈액순환을 위한 수송수단으로 산소를 공급하며, 세포를 보호하며, 신경전달과 에너지를 생성한다. 생수의 생리적 효능은 혈액순환, 체액 유지, 체온 조절, 세포의 신진대사, 중독 해소, 해독작용, 변비 및 설사 치료, 장 청소Detoxification, 피부노화방지, 뇌졸중 예방, 감기 예방, 두통 예방, 간 질환 예방, 위궤양 예방, 방광염 예방, 해열, 피로회복, 노화 방지 등으로 만병을 예방하고 치료하는 효과가 있다. 물이 부족하면 꽃과 나무가 시들 듯이 우리 몸도 나약해지며, 오염된 물은 우리 몸을 병들게 한다.

물은 체내의 저장성이 없기 때문에 지속적으로 섭취가 이루어져서 먼저 섭취된 물과 함께 체외로 배출하고, 다시 새로운 물이 체내에 흡수되면서 자연스럽게 순환이 이루어져 세포가 활성화되어 질병에 걸리지 않는 것이다. 따라서 좋은 물을 충분히 마셔야 한다. 우리 몸은 산성화되면 병에 걸리므로 미네랄이 풍부한 알칼리 환원수를 충분히 마셔 산성화 체질을 약알카리화 시켜pH 7.4 건강 체질을 유지하는 습관을 지녀야 각종 질병으로부터 해방될 수 있다. 미네랄 알칼리 환원수는 혈액을 정화시켜주며, 만병의 근원인 활성산소를 제거해주고, 면역기능을 향상시키는 놀라운 효력을 갖고 있다.

그런데 오늘날 우리가 먹는 물은 과연 어떠한가? 환경이 오염되어 전국의 강은 생명수가 아닌 죽은 물이 흐르고 있다. 수돗물도 오염이 되어있다. 시중에서 판매하고 있는 생수에도 세균이 우글대고 있다. 지하수는 물론 약수터도 오염이 되었다. 이상과 같은 내용은 수시로 신문 및 잡지에 발표되는 내용들이다. 그래서 정수기가 쏟아져 나왔다. 무려 250종의 정수기가 다들 자기네 제품이 최고라고 광고하며 주장한다.

그러나 잘못된 정수기는 오염된 필터를 계속 사용하면 수돗물보다 더 오염된 물을 비싼 비용을 들이며 마시는 꼴이 되는 것이다. 우리는 물에 대해 올바른 상식을 갖고 좋은 물을 적당량 섭취하는 지혜를 갖고 실천하여야 한다.

....
✳️ 좋은 물의 조건 ✳️

① 유해물질이 없어야 한다. 오염물질을 함유한 물을 섭취
   하게 되면 변비, 동맥경화, 관절염, 뇌졸중, 신장염, 당뇨
   병, 비만, 담석증 등 각종 질병의 원인이 된다. 깨끗하고
   순수한 물이어야 한다.

② 미네랄이 풍부하여야 한다. 끓이지 않은 생수 속에는 용
   존산소와 미네랄이 풍부하게 들어있다. 끓인 물을 화초
   에 주면 시들고, 어항에 넣으면 붕어가 죽는다.

③ 알칼리성 물을 마셔 체질을 약알카리성pH7.4으로 유지
   해야 건강 체질이 된다.

④ 활성산소 제거 능력이 있어야 한다.

⑤ 육각수 구조의 차가운 물을 마셔야 세포가 보호되며 노
   화가 방지되며 생명력이 향상된다.

⑥ 좋은 기氣를 담아야 한다.

⑦ 염소가 많이 함유된 수돗물은 피해야 한다. 부득이 수돗
   물을 마실 경우 항아리에 하루 동안 받아 놓은 후 마시도
   록 한다.

⑧ 시중에 유통되고 있는 일반 정수기, 역삼투압 정수기,
   생수에 미네랄이 없다는 연구결과가 있어 주의를 기울여
   야 한다.

⑨ 가능한 황토 지장수地漿水를 만들어 마시는 것이 제일 현명한 방법이다.

. . . .

03
햇빛Sun의 중요성

우리는 햇빛에 얼마나 고마워하며 살고 있을까? 햇빛의 고마움보다는 햇빛을 두려워하는 사람이 더 많은지도 모른다. 건강을 잃어야 건강이 중요한 것을 알듯이 햇빛이 없어지면 어떻게 될까를 생각해 보자. 가장 먼저 어두워서 사물을 구별할 수 없게 되고, 지구가 전체적으로 추워져 모든 생물이 얼어 죽게 된다. 햇빛을 통한 광합성 작용이 멈춰 식물과 동물이 자라지 못할 뿐만 아니라 생명의 양식이 사라지게 될 것이다. 비타민 D, 멜라토닌, 세로토닌의 생성도 되지 않게 되어 결국 인간은 존재할 수 없을 것이다. 따라서 이제부터라도 이렇게 중요한 햇빛의 고마움을 알고, 잘 활용하여 건강을 지키도록 하자.

참으로 우리나라는 햇빛이 풍부한 나라이다. 그래서 더욱더 햇빛의 고마움을 모르고 살아가는 것 같다. 유럽의 경우 흐린 날이 많아 햇빛이 부족해서 햇빛이 있는 날은 모두 웃통을 벗고 일광욕하는 모습을 자주 볼 수 있다. 왜 그럴까? 그렇다면 고마운 햇빛의 효능에 대해 알아보자.

. . . .
** 햇빛의 효능 **

① 숙면 유도 : 멜라토닌과 세로토닌을 생성시켜 불면증을 해소하고, 젊음을 유지시켜주며 정신적 안정감과 편안함을 준다. 세로토닌은 신경전달물질로 기분과 수면, 기억력, 식욕 등에 관여한다. 또한 멜라토닌도 수면을 유도하는 호르몬으로 편안히 잠을 잘 수 있다. 낮에 햇빛을 충분히 받으면 밤에 수면 호르몬인 멜라토닌이 분비돼 깊은 잠을 잘 수 있다. 아침에 꼭 20~30분 정도 햇빛을 받는 것이 좋다.

② 암 예방 : 비타민 D 합성으로 면역세포 생성을 통해 암을 비롯하여 각종 질병을 예방한다. 골연화증과 골다공증, 구루병 등을 예방한다.

③ 우울증 완화 : 자외선 부족은 계절성 우울증을 유발하는 가장 큰 요인이다. 특히, 오랜 시간 사무실에서 작업을 하거나 외출을 즐기지 않는 사람에게 나타나는 현상으로 밖에 나가 햇빛을 받으면 우울증이 완화된다.

④ 혈압과 콜레스테롤 수치 감소 : 피부가 햇빛에 노출될 경우, 피부에 산화질소가 생성돼 혈관이 확장되고 혈압

이 낮아진다. 또한 콜레스테롤 수치를 낮추고 심장의 혈액순환을 효율적으로 만들어 준다.

⑤ 뼈 건강 유지 : 자외선이 강하지 않은 오전이나 늦은 오후에 가벼운 산책을 즐긴다면 뼈 건강 향상에 도움이 된다. 비타민 D는 체내에 흡수된 칼슘을 뼈와 치아에 축적시키고, 흉선에서 면역세포가 생산되도록 도와준다.

⑥ 뇌 기능 향상 및 면역체계 향상에 좋다.

⑦ 알츠하이머 위험성 감소 및 치매 예방에 도움이 된다.

⑧ 햇빛을 받으면 생체리듬이 개선되고, 뇌 혈류를 증가시켜 편두통에 좋다.

⑨ 다이어트 체중 조절 효과가 있다.

. . . .

그러나 과유불급過猶不及이란 말처럼 햇볕을 너무 오래 쬐면 해로울 수도 있다. 그러므로 하루 1시간~1시간 30분 정도 햇볕을 쬐고, 햇빛이 강렬한 시간대오전 11시~오후 3시는 피하는 것이 좋다. 햇볕은 적절하게 쬐는 것이 좋다. 자주 숲속을 걷는 습관을 지니면 좋은 공기와 적절한 햇빛을 만끽할 수 있다.

04
음식의Food의 중요성

음식 건강은 1%라고 한다. 비록 1%밖에 되지 않지만 공기 94%, 물3%, 햇빛2%보다도 우리는 먹는 일에 목을 매달고 살아 간다. 공기와 물과 햇빛은 자연이 공짜로 주는 선물이지만, 음식은 공짜로 생기지 않는다. 열심히 땀을 흘려야 음식을 마련할 수 있다. 그래서 더 좋고, 더 맛있는 음식을 먹기 위해 치열한 경쟁을 벌인다. 먹는 일을 최우선순위로 두고 있는 세상을 살아가고 있음을 묵과할 수가 없다.

인간이 세상에 태어나서 배우지도 않았는데도 처음 하는 언어는 '엄마'라는 말이다. 또 전 세계의 공통적으로 '밥 달라', '배고프다'라는 말이다. 이는 인간의 최우선조건이 바로 먹지 않고는 살 수 없다는 의미다. 빈손으로 이 세상에 태어난 모든 아기는 불완전하다. 그래서 부모의 보살핌과 치열한 경쟁 속에서 배우고 성장하여 성인이 되어간다. 그리고 성인이 되어 드디어 사회 구성원이 되면 살아남기 위해 밥 먹을 방법을 찾으며 '밥 그릇 싸움'을 벌이게 된다.

밥의 종류는 다양하다. 생존의 밥, 사랑과 희생의 밥, 노동의 밥, 권력다툼의 밥, 나눔의 밥, 살림과 자연의 밥……. '밥'이라는 한 글자에는 먹고사는 존재로서 인간의 역사, 문화, 정치, 경제, 건강, 가치관, 철학, 정체성, 윤리관 등 세상의 모든 것이 담겨 있다. 먹기 위한 욕구가 인류의 역사를 만들어가고 있다고 해도 과언이 아니다. 어떤 모임이든 맛있는 음식이 없으면 의미가 없고, 먹고 마시지 않으면 즐거움이 없다. 사람이 모이는 곳에는 반드시 음식이 있기 마련이다. 음식이 없으면 생명을 유지할 수 없다. 생명 유지를 위해 필요한 영양분인 탄수화물, 단백질, 지방질, 비타민, 미네랄, 효소를 섭취하지 않으면 신진대사가 이루어지지 않는다.

따라서 만물의 영장인 우리는 생명을 유지하기 위해 반드시 규칙적으로 매일 2~3끼의 식사를 하여야만 한다. 식사 없는 인생은 생각해 볼 수가 없다. 행복한 인생은 몸에 해로운 음식이 아닌 건강에 좋은 음식을 먹는 것이 전제되어야 한다. 그러나 대다수의 사람은 이를 잘 구분하지 않고 살아가고 있다.

웰빙 붐 이후로 건강식품, 특히 유기농을 찾는 부류가 많이 늘어나고 있기는 하지만, 유기농 생산량이 턱없이 부족하고 생산기반을 조성하려면 많은 시일이 필요하므로 빠르게 대중화될 수가 없다. 대량 생산, 대량유통시대에 현대인은 농약, 화학비료, 인스턴트식품, 화학첨가물, 화학조미료, 합성 감미료, 방부제, 유전자조작 식품 등에 파묻혀 살아가고 있다. 무차별적으로 우리의 몸을 병들게 하는 방법으로 자본기업가들이 대량 생산하는 식품을 대대적으로 홍보하는 과대광고에 맹신자가 되어 독소를 먹으며 살아가고 있다.

공기, 물, 햇빛에 비해 상대적으로 중요성이 낮은데도 불구하고, 음식은 우리의 생명을 건강히 지켜주는 절대적인 요소다. 그런 의미에서 볼 때, 우리는 더욱더 공기와 물과 햇빛의 중요성을 인식하고, 잘못된 식생활을 반성하고, 올바른 식생활습관을 배우고 실천해 나아가야 할 것이다. 공기와 물 그리고 햇빛 건강에 대해 더욱 관심을 갖고 배우고 실천하기 바라며, 잠자는 곳도 공기가 좋은 쉼터로서 부족함이 없도록 하여야 한다황토, 목조, 소금 숯 음이온이 많은 잠자리 공간.

농약, 화학비료, 화학첨가물, 인스턴트식품, 오백식품을 반드시 피하고, 건강한 먹거리인 자연산 제철 식품, 지역식품, 통째 식품, 미네랄과 효소가 풍부한 식품을 섭취하면 건강 12088234가 보인다. 이것이 바로 돈 안 들이고 건강할 수 있는 건강지킴이 경제 비결이자 지속 가능한 웰빙 건강인 것이다.

제 2부

소금으로
건강을 회복한다

제1장
소금은 생명 과학이다

무조건 소금을 먹지 말라고 하면 매우 위험하다.
미네랄이 풍부한 좋은 소금을
적당하게 섭취해야 하는 것이 옳은 방법이다.

인간은 누구나 오래 살기를 원한다. 그러나 건강이 전제되지 않은 장수는 고통이나 다름없다. 이처럼 중요한 건강의 시작은 공기, 물, 햇빛에 이어 음식물이다. 음식물 중에서도 가장 핵심이 되는 식품이 바로 소금이다. 나는 운이 좋게도 지금까지 몸생명을 살리는 '좋은 소금'을 많이 만났다. 미네랄이 풍부한 '좋은 소금'은 짠맛과 단맛이 감칠맛 나게 조화를 이뤄 특별한 맛을 낸다. 좋은 미네랄 소금은 음식의 훌륭한 맛을 나게 할 뿐만 아니라 피부를 곱게 하고, 면역력을 증강시켜 준다.

이에 천하의 보약 미네랄 소금을 통한 자연 순리 건강에 대해 살펴보고 저비용 고효율의 건강을 실천하여 로하스 세상을 만들어 가보자.

01
소금이 인체에 미치는 영향

사람은 음식을 섭취함으로 생명을 유지하는데, 음식의 간을 맞추는 대표가 되는 필수 양념인 소금은 예부터 매우 귀하게 여겨 왔다. 가축들도 미네랄이 있는 소금이 부족한 경우 털에 윤기가 나지 않는 것을 볼 수 있다. 미네랄이 풍부한 좋은 소금은 단순히 조미료 기능뿐만 아니라 인체 내 혈액이나 세포, 양수를 구성해야 하는 중요한 요소다. 혈액이나 세포, 양수에는 약 0.9%링거주사액도 같은 농도의 염분이 들어 있어야 우리의 생명을 유지할 수 있을 뿐만 아니라 침 · 소변 · 담즙에도 침투하여 각각의 기능을 원활하게 돕는 등 중요한 작용을 한다.

특히 체내의 신진대사를 주도하여 혈액이 산성화되고, 면역력이 약해지는 것을 예방하며 세포의 교체 및 부활 작용으로 피부를 부드럽고 윤택하게 한다. 미네랄이 함유된 염분수를 마시면 신진대사가 활발하게 이루어져 활력을 되찾게 된다. 염분은 위장벽에 붙은 불순물을 제거하고, 장의 유동작용을 도우며 장내의 이상발효를 방지해 장의 기능을 높인다. 이와 더불어 혈관의 벽에 침착되어 있는 광물질을 제거해 혈관의 경화를 막고 정화시켜 동맥경화와 고혈압을 예방한다.

또한 해독, 지혈, 살균 작용으로 신체 내에 유해한 물질이나 세균이 침입하지 못하도록 하고, 염증 발생을 예방하고, 암세포가 침범하지 못하도록 해주는 등 다양한 역할을 한다.

이렇게 필요한 소금이 왜 일상에서 많은 오해를 받고 있을까? 소금을 많이 먹으라고 하면 왜 정신 나간 사람이라고 손가락질하는 세상이 되었을까? 또한 의사들은 환자들에게 '싱겁게 먹어라'라는 말을 많이 할까? 소금은 건강한 세포 형성, 세포막의 전위차의 유지, 체액의 삼투압 유지, 신경세포의 신호전달, 영양소 흡수, 혈액과 혈압 정상 유지 등 몸의 여러 가지 기능을 유지하는 데 꼭 필요하다. 그런데 왜 소금을 줄여야 한다는 주장이 나온 이유는 무엇일까? 유해한 성분인 중금속을 포함한 소금 때문이기도 하겠지만, 이를 빌미로 정제염을 대량 생산 유통하여 돈을 벌려는 대기업의 각종 로비와 홍보로 미네랄이 풍부한 천일염을 식품에서 제외하고 광물질로 만들어 미네랄이 없는 정제염을 과다섭취하기 때문이다.

특히 현대인이 많이 찾는 각종 가공식품과 인스턴트식품에는 정제염이 다량 첨가되어 있어 몸 안의 미네랄을 빼먹음으로 체내의 미네랄 부족 현상이 생겨 6대 생리작용을 제대로 하지 못해 당뇨, 고혈압, 암, 아토피 등 무수한 현대병에 걸리게 되었다. 우리나라의 경우 1963년부터 45년간 천일염 식품사용을 금지하고 정제염만을 식품으로 인정한바 그에 따른 커다란 부작용으로 뒤늦게 지난 2009년부터 미네랄이 있는 천일염을 식품으로 인정하게 되었다.

현대병은 미네랄이 없는 염화나트륨만 들어있는 정제염 식품을 너무 많이 섭취함으로 생겨난 병이다. 염화나트륨을 적정량 섭취할 것을 권장하여야 하는데, 분별없이 무조건 소금 섭취를 줄이라고 함으로 미네랄이 풍부한 천일염도 도매급으로 몸에 나쁜 소금으로 오해받게 되어 우리는 더욱더 미네랄 결핍증에 시달리고 있는 것이다. 이제부터라도 미네랄 소금이 인체에 없어서는 안 될 가장 중요한 필수 요소임 반드시 인지하고, 오염되지 않은 미네랄이 풍부한 질 좋은 천일염을 적당량 섭취함으로 미네랄 결핍을 예방하여 건강을 지켜야 할 것이다.

우리가 사는 세상은 모두가 상대적이라고 볼 수 있다. 동물들은 짠맛을 갖고 있고, 식물들은 단맛을 갖고 있다. 짠맛은 유연함을, 단맛은 경직됨을 유지시켜 준다. 동물 중에도 육식동물은 유연한 몸을 가지고 있지만, 초식동물은 더욱 둔하다. 초식동물들이 더 유연하지 못한 것은 단 성분이 많은 식물을 섭취함으로 몸속에 짠 성분이 적기 때문이다.

마찬가지로 인간도 짠 것을 좋아하고 많이 섭취하는 사람은 의욕적이고 활동적이지만, 단 것을 좋아하는 사람은 내성적이고 비활동적인 경향이 많다. 또 식물성을 주식으로 하는 동양인은 정적이지만, 동물성을 주식으로 하는 서양인은 동적이라고 볼 수 있다. 그러나 식물성에 소금을 넣어 짜게 만든 김치, 된장, 고추장 등을 섭취하면 정적인 동시에 동적으로 되어 건강의 평형을 유지할 수 있다.

영어로 'Salt'라고 하는 소금은 염소와 나트륨이 화합한 물질이라 하여 염화나트륨이라고 하는데 염화나트륨이 부족하게 되면 가장 먼저 일어나는 현상은 탈진과 현기증이라고 할 수 있다. 그럼 구체적으로 소금이 인체에 미치는 영향은 어떤 것이 있을까 살펴보자.

. . . .

** 소금이 암을 예방하고 치료하는 논리 **

의학계가 소금에 대하여 지나치게 오해하여 저염식을 강조하고 있어 오히려 국민건강을 해치는 것은 물론 암 환자의 회복을 방해하고 있는 안타까운 실정이다. 소금 유해성 논란은 부정확한 역학조사나 실체가 없는 주장이다. 소금의 특성과 효능도 제대로 모른 채 일부 잘못된 실험과 편견에 기인하고 있다. 과연 소금이 암을 유발하는 것일까? 소금의 특성을 알면 소금이야말로 암을 치료하고 예방하는 귀한 생명 물질임을 깨닫게 될 것이다.

첫 번째, 소금은 혈액을 맑게 하여 암을 예방한다. 물은 암의 예방 및 치료하는 기능이 탁월하다. 물을 많이 섭취하면 각종 암에서 자유로워질 수 있다. 소금을 섭취하면 물을 충분히 섭취하고 보유하는 데 도움이 된다. 물은 산소적혈구를 전달해주며 혈액이 탁해짐을 방지하고, 혈류를 개선하여 산소공급을 원활하게 하여 암을 예방하고 치료한다.

두 번째, 소금은 지방을 흡착하여 배설하여 암을 예방한다. 소금은 지방을 흡착하는 성질이 있다. 따라서 소금을 섭취하면 체내 지방을 흡착하여 땀이나 소변으로 염분이 나올 때 함께 배출한다. 지방이 배출되면 혈류가 좋아져 세포에 산소가 충분히 공급되므로 암이 예방된다.

세 번째, 소금은 몸속의 중금속을 흡착하여 소변이나 땀으로 배설한다. 과일, 채소를 씻을 때 소금에 담그면 농약 성분이 제거된다. 농약 봉지의 주의사항을 자세히 살펴보면 "잘못하여 농약을 먹었을 때는 소금물을 먹여 토하게 하라"고 쓰여 있다. 또한 소금사우나를 하면 몸에서 역한 냄새가 나면서 중금속과 노폐물이 빠져나온다. 인체가 중금속에 노출되면 면역력이 떨어진다. 따라서 소금을 섭취하여 면역력을 높이면 암세포를 사멸死滅하기가 쉬워져 암을 예방하고 치료한다.

네 번째, 소금은 살균력이 있어 활성산소를 줄여 암을 예방한다. 소금은 소독약보다 살균력이 10배 이상 강하여 소금으로 자주 입가심을 하면 감기를 예방할 수 있다. 또한 생선을 소금에 절이면 부패를 막을 수가 있다. 소금을 섭취하면 살균력으로 인해 인체에 침입한 세균 바이러스의 활동을 잠재워 과립구의 증가를 억제시킬 수가 있다. 결과적으로 활성산소의 증가를 막아 혈액의 탁해짐을 피할 수가 있어 암 유발을 막는다.

다섯 번째, 소금은 암세포를 공격한다. 항체 없이도 암세포를 직접 공격하는 NK세포Natural Killer Cell가 암세포를 공격할 때 퍼포린이라는 물질을 분비해 암세포를 공격하는데 이때 암세포에 염분을 주입해 터트린다. 인체에 염분이 넉넉해야 암세포를 효과적으로 공격할 수 있는 것이다. 된장의 항암성은 많은 역할조사와 실험으로 밝혀졌는데, 그 효능의 근원은 바로 소금이다. 결과적으로 소금은 산소전달을 통해 암의 유발을 막고 면역력을 높여 암세포를 공격하여 암을 예방하고 치료하는 효과가 있다.

. . . .

하루 2ℓ의 물을 섭취하여 염도 0.9%의 체액을 유지하려면 하루에 30g의 소금이 필요하다는 이론적인 계산이 나온다. 그런데 WHO의 권장량은 5g이다. 수치에 연연하지 않고 자기 입맛에 맞게 적당히 섭취하는 것이 바람직하다. 사람 체질과 입맛에 따라 섭취량은 차이가 있기 마련이다. 비실비실하는 사람은 미네랄 소금을 많이 섭취해야 건강을 회복할 수 있다.

병원에 실려 가면 링거액0.9% 염도 생리염수을 공급한다. 하루 1,000cc 3봉지 정도 맞는다. 이는 소금 45g이나 되는 엄청난 양이다. 왜 저염식을 하라고 강하게 권하면서 링거주사를 놓는 것일까? 이율배반인 것 아닌가? 소금기가 많은 곳에서는 암이 존재할 수 없다. 따라서 암을 예방하려면 미네랄이 풍부하고 균형 있게 함유한 무공해 천일염을 섭취하는 것이 바람직하다.

02
소금에 대한 오해와 진실

현대의학이 들어오기 전에도 어른들이 '짠 것을 너무 많이 먹어서는 안 된다'라는 말을 하는 경우가 간혹 있었지만, 요즘과 같이 소금의 중요성을 무시하고 적대시하며 꺼리는 풍조는 전혀 예측도 할 수 없었다. 모든 집안의 창고는 쌀독과 소금독이 가장 중요한 재산으로 자리 잡고 있었다. 심지어 소금은 국가에서 전매 관리하며, 각 국가마다 매우 중요하고 소중한 생명의 파수꾼이었다.

그러나 화학 산업의 발전과 바다의 오염으로 인해 정제된 가공 소금이 대량 생산 유통 소비되면서, 특히 1963년 천일염을 중금속 오염으로부터 보호해야 한다는 법이 시행되면서 각종 가공식품에 정제염만을 사용케 하는 제도가 도입되었다. 이에 따라 2008년까지 우리 몸을 살리는 미네랄이 함유된 천일염이 아닌 염화나트륨의 과다 섭취로 예기치 않은 당뇨, 고혈압 등 미네랄 부족으로 인한 각종 질병이 발생했다. 그제야 현대 의학에서는 소금의 과다 섭취를 우려하게 되었다.

일반적으로 소금Salt이라고 하면 화학적으로 만들어진 정제된 가공 소금, 즉 염화나트륨NaCl을 말하는데, 이러한 정제염은 소금이 아니다. 대대로 즐겨 섭취한 자연의 선물인 생명의 미네랄 소금천일염과는 분명히 구분되어야 한다. 즉 소금이 나쁘다고 말하는 경우 현재 우리의 식탁을 점령하고 있는 '염화나트륨 99% 이상으로 하얗게 표백되어 있는 정제염'과 '염화나트륨 99%에 1%의 핵산 조미료, MSG를 첨가하여 가공한 맛소금'을 말하는 것이다. 이들에는 인체가 필요로 하는 미네랄이 불순물이라는 이름으로 거의 제거되어 있는 상태로 78~85% 정도의 염화나트륨과 각종 미네랄 등이 함유되어 있는 진정한 생명의 소금인 천일염과는 반드시 구별되어야 한다.

천일염은 인체에서 문제를 일으키지 않지만 정제된 염화나트륨은 미네랄 간 균형을 깨트려 우리의 몸을 병들게 한다. 우리가 꼭 피해야 할 오백식품 중의 하나인 것이다. 이후 천일염을 간수한 후 볶거나 황토나 대나무로 소금을 구워 불순물과 중금속을 제거한 건강 소금황토소금, 죽염이 등장하게 되었다. 또한 청정지역 소금 광산에서 캐낸 미네랄 소금히말라야 핑크 소금, 안데스 핑크 소금이 등장하게 되었다.

짜게 먹는 것이 나쁘다는 것은 육식과 가공 첨가물을 통해 나트륨만을 과잉 섭취하기 때문이다. 미네랄 균형을 이루지 않고 나트륨만을 과잉 섭취하면 몸 안에 있는 다른 미네랄을 소진함으로 미네랄 부족 현상이 일어나 대사작용의 장애가 발생하게 된다. 따라서 나트륨 과잉섭취로 당뇨, 고혈압, 골다공증, 아토피, 비만, 변비 등으로 고민하는 경우 육류 섭취를 줄이고, 가공식품은 멀리하고, 대신 미네랄 소금과 효소가 풍부한 발효된 식품들을 충분히 섭취하여 건강12088234를 달성해 나아가야 한다.

지금부터라도 다음 사항들을 참조하여 보약인 소금에 대한 오해를 풀어야 할 것이다.

염분 부족이 만병의 근원

소금이 해롭다고 하려면 통틀어 소금이라고 하지 말고, 좋은 소금과 가공된 표백 정제염Nacl 99.8%의 차이를 밝혀야 한다. 시중에 팔리는 소금은 대부분 수입 소금으로 공업용과 차이가 없다. 가공된 표백 소금은 나트륨이 거의 주성분인데, 천일염은 각종 미네랄Ca, K, Mg, Mn, Ni, Si, Fe, P 등이 약 10~20% 정도 들어있기 때문에 질적으로 많은 차이가 있다. 반찬을 싱겁게 만들면 부패하고, 몸에 염분이 부족하면 염증과 각종 질병이 온다. 이처럼 필수 미량 미네랄이 결핍되었을 때 병에 걸린다는 사실은 이미 널리 알려진 사실로 미네랄 소금을 충분히 섭취하여 건강을 유지하여야 한다.

염분 부족이 암세포 증식을 돕는다

현대 소금산업화에 따른 문제점과 함께 현대의학에서는 소금 소비를 줄여야 한다는 'Anti Salt'파가 등장하여 소금 유해론을 강조하며 소금을 적대시하고 기피하는 풍조가 만연했다. 이에 암 환자가 빠른 속도로 증가하는 것은 저염식을 권장하기 때문이라는 견해가 대두되었다. 예를 들어 우리 몸의 장기 대부분에는 암이 있지만, 소금기가 많은 장기인 심장과 십이지장에는 암이 없다. 심장을 다른 말로 염통念桶이라고 한다. 즉 '소금 주머니'인 것이다. 또한 십이지장에는 소금이 많이 함유된 췌장액과 담즙이 있다. 한마디로 암세포는 소금 속에서 살 수가 없다. 반면 소금기가 부족하기 쉬운 폐, 대장, 위장, 자궁, 유방 등의 장기에는 암세포가 많이 발생하고 있다.

오백식품을 피해야 한다

밥맛을 부드럽고 맛있게 하려고 생명력이 있는 현미를 백미로 도정 정제함으로 당뇨와 고혈압을 유발시키는 엄청난 비극이 생겨난 것처럼 소금도 맛있게 하기 위해서 미네랄이 풍부한 자연염을 흰 정제염으로 가공함으로 고혈압과 당뇨병을 극대화하는 엄청난 비극들이 발생하게 되었다. 현재 만연되고 있는 생활습관병은 정제된 소금과 흰 쌀, 흰 밀가루, 흰 설탕, 흰 조미료를 섭취하여 발생하는 것이다. 우리가 병에 안 걸리고 건강해지려면 제일 먼저 몸을 살리는 좋은 미네랄 소금을 올바른 방법으로 섭취하여야 한다. 미네랄이 풍부한 천연소금을 올바른 방법으로 먹으면 천하의 보약이 되고, 그릇된 정제염을 먹으면 사람을 죽이는 독약이 됨을 알아야 한다.

그 밖에 소금이 약이 되는 이유와 소금의 오해와 진실에 대한 여러 가지 주장들을 살펴보자. 많은 부분 중복되는 내용이 있음은 그만큼 중요하고 진실한 사항들이기 때문이다. 소금에 대한 오해와 그릇된 주장에 대한 일치된 견해를 밝힌 것으로 양해하여 주기 바란다.

· · · · · · · · · ·

∗ 소금이 약이 되는 이유 *∗*

① 뛰어난 해독작용 : 우리가 매일 체내에 받아들이고 있는 식염도 체액 성분이다. 신진대사의 원활한 추진에 도움이 되는 한편, 해독작용에 의하여 혈액 정화에 도움을 주고 있다. 한약재 중 부자附子와 같은 독성을 가진 약초는 소금으로 법제한다.

② 효과적인 완하緩下제와 토제吐劑의 역할 : 날마다 아침에 소금물을 마시면 변비가 생기지 않는다는 것은 오랜 옛날부터 알려진 처방이다. 아침에 빈속에 15~20g의 식염을

200cc의 물에 녹여서 마시면 1시간 이내에 설사가 나서 장내에 정체되어 있는 불소화물을 깨끗이 청소해 준다. 장내의 이상 발효가 방지되므로 독소의 발생도 방지되고 혈액도 깨끗해진다. 또한 토제로도 유효하다. 음식물이 위 속에 있어서 괴로울 때 나쁜 것을 먹었을 때는 20~30g의 미네랄 식염을 20cc의 더운물에 타서 마시면 즉시 토하게 된다.

③ 혈액 정화와 강정強精 효과 : 식염은 채소나 생선 등의 본래 색깔을 나타내는 역할도 가지고 있어서 인간의 피부색을 생기 있게 하는 데도 도움이 된다. 소금은 세포의 신진대사를 활발하게 하고 혈액을 깨끗하게 하는 성분을 가지고 있어서 매일 미네랄을 듬뿍 품고 있는 조염을 먹으면 여드름이나 부스럼, 주근깨 등을 방지할 수 있다. 강정 작용도 뚜렷하다. 소금이 강정 작용을 하는 것은 혈액 속의 나트륨양을 증가시키고, 세포의 활동을 부활시킴으로써 몸 전체의 기능을 보다 공격적, 능동적, 적극적으로 만들기 때문이다. 여기에 소금이 가지고 있는 소화 흡수를 촉진하는 역할, 혈액을 정화하는 역할 등이 가세한다. 따라서 매일 적당량의 식염을 유효하게 사용하면 스태미나Stamina가 왕성한 몸을 만들 수 있다.

④ 제독과 소염작용 : 소금이 부족할 때 역으로 소금을 필요한 만큼 섭취하지 않으면 인체는 제독작용을 하지 못

해 독 물질이 체내에 머물고, 제독작용을 하는 관련 장기가 약화된다. 또한 소염작용이 제대로 이루어지지 않아 각종 염증에 시달리게 되고, 피도 늘 탁한 상태로 있게 되므로 만병을 일으키는 근원이 된다. 또 소금을 먹지 않으면 온몸에 무기력증이 와서 기본적인 활동이 불가능해져서 소화 및 흡수, 배설 기능의 약화를 초래한다. 그러므로 인체는 전체적으로 약해지며 저항력이 떨어진다. 따라서 체액은 적당한 염분 농도를 유지할 수 있어야 한다. 이처럼 소금은 인체에 매우 중요한 요소이고, 부족하면 부작용을 일으킨다.

· · · · · · · · · ·

** 올바른 소금에 대한 이해의 필요성 **

첫째, 올바른 소금은 생명 활동의 필수 불가결한 요소이다. 현대의학에서는 일반 제제염이나 정제염을 자연 천일염과 구분 없이 같은 개념으로 사용하고 있어 오류를 범하고 있다. 우리가 말하는 올바른 소금은 바닷물을 건조시켜 만든 필수 미네랄이 풍부한 천일염이다. 천일염 속에 포함되어 있는 다양한 성분들은 인체의 생화학작용과 대사작용 등 종합적인 생명 활동에 필수적인 요소로 작용하게 된다.
따라서 올바른 소금은 무조건 경원시해야 할 건강의 적이 아니라 오히려 세포와 장기들이 건강하고 활발하게 생명 활동을 꾸려나가기 위하여 필수 불가결한 존재로 존중받아야 한다.

둘째, 미네랄이 풍부한 올바른 소금을 제대로 섭취하여 주지 않으면 질병에 대한 저항력도 떨어질 뿐만 아니라 원초적인 치유력도 발휘되지 못한다. 올바른 소금은 혈액성상血液性狀을 바르게 하고, 세포의 질을 튼튼케 하며 체력을 강화시키는데 절대적으로 필요한 것이다. 병원에서도 환자를 대할 때 무조건 링거부터 꽂아놓고 본다. 질병에 대한 저항력을 높이고, 자연 치유력을 증가시키므로 치유의 효과를 상승시키기 때문이다. 링거액은 우리 체액의 염도와 똑같은 0.9%의 천일염 소금물이다. 그런데도 환자들에게 소금은 건강을 해치는 유해물질이라고 강조하고 있으니 어불성설語不成說이다.

셋째, 소금에 대한 우려는 양보다 질의 문제이다. 때로는 혈액 속에 염성의 함량이 과잉되어 장해를 일으키고 있는 경우도 있다. 이런 경우에는 그 사람이 섭취하는 염분의 양보다는 질質에 문제가 있다. 즉 단순화합물에 불과한 정제염을 과도하게 섭취하게 되면 당연히 이러한 문제를 일으킬 수밖에 없다. 따라서 올바른 소금을 올바른 방법으로 섭취하는 것이 매우 중요한 것이다. 나쁜 소금의 유해성을 우려하여 좋은 소금 섭취를 거부하는 것을 본말本末이 전도된 어리석은 행위로 자해행위나 다름없다.

넷째, 현대의학의 편견이 문제다. 현대의학에서는 단순히 '소금은 고혈압을 악화시킨다', '소금은 신장이나 위장에 나쁘다'라고 해서 병에 걸리면 무염無鹽 혹은 감염요법減鹽療法 등을 행하는 경우가 대부분이다. 그 결과 극단적인 염분 부족, 미네랄 부족이 되어 오히려 병을 악화시키는 경우가 많다. 아무리 병원의 처방대로 소금을 제한하고 약을 열심히 먹어도 병증이 호전되지 않는다. 고혈압, 당뇨, 신장병 환자는 간장, 된장으로 발효된 소금과 같이 질 좋은 소금을 충분히 먹고 물을 충분히 마셔야 회복을 기대할 수 있다. 또한 질 좋은 소금은 과복용하더라도 자동으로 조절되므로 걱정할 일이 없다.

마지막으로, 염분 과잉의 해害가 두려워서 식염의 섭취를 극단으로 억제하고, 극도의 싱거운 식단을 짜는 주부들이 있다. 그러나 이것은 사랑하는 가족들을 오히려 질병으로 몰아가는 어리석은 행위이다.

· · · · · · · · · ·

위 문항 중 3개 이상 해당된다면 소금 중독이라고 보아야 한다. 정제염을 사용한 모든 식품을 멀리하고, 미네랄이 풍부한 소금을 사용한 식품을 섭취하여야 한다. 또한 감자, 고구마, 버섯, 부추, 바나나, 토마토, 키위 등 칼륨이 풍부한 채소나 과일을 즐겨 찾고 평소에 생수를 충분히 마셔야 한다.

03
소금, 제대로 알고 건강하게 먹자

인간은 관념적으로 우리가 필요한 모든 소금을 자연과 식품에서 얻고 있다. 이에 인간을 포함한 모든 동물은 항상 식품을 확보하기 위해 경쟁하여 왔다. 동물들이 처음 바다를 떠나 육지로 올라온 이후로 그들은 하나의 보충제로서 소금을 다른 소스를 통해 찾아내어야만 했다.

우리가 생존하기 위해 충분한 소금을 섭취하는 길은 오직 두가지 방법이 있다. 첫째, 동물의 고기를 먹는 것이다. 둘째로 소금을 먹는 것이다. 모든 동물에는 소금기가 있지만, 모든 종류의 식물에는 거의 소금이 없다. 이에 먹을 수 있는 형태의 고기와 소금을 구하는 데 상당한 노력이 필요하였다. 자연 속의 소금 채취 가능성이 너무 산발적이어서 생존에 절대적으로 필요한 '생명의 소금'을 확보하여야 한다는 대전제하에 세련된 미각의 소금을 인식하며 개발하여 왔다. 생리학적으로 말한다면 소금의 과다 섭취는 소금의 과소 섭취처럼 큰 문제가 되지 않는다. 체액의 염도는 신장의 기능과 물 섭취량을 통해 자동 조절이 가능한 인체 시스템을 갖고 있다.

소금은 미각의 5원미^{原味} 중에서 짠맛을 대표하는 중요한 맛으로 모든 식품에 대하여 그것이 가지고 있는 맛을 더욱 돋구는 역할을 한다. '간이 맞나? 간 좀 보자'라는 말을 쓰는 것은 소금으로 맛을 제대로 내보자는 의미이다. 우리 대부분은 매일 대하는 음식에 과연 염도가 얼마나 되는지를 잘 모르고 살아가고 있다. 쉽게 말하여 '간이 맞다'라는 것은 자기 몸의 체액의 염도와 같다는 뜻이다.

맛있는 국의 염도는 0.8~1%평균 0.9%로 우리 인체의 염도와 같다. 찌개에서는 1.2~2%가 짠맛의 기본으로 찌개를 먹으면 밥을 많이 찾게 되고, 염도를 희석시켜 체액 염도로 맞추려는 자동 현상이 일어난다. 요리 시 주로 사용하는 간장의 염도는 17.5~21.5%로 지역에 따라 다소 차이가 나는데 남쪽으로 내려갈수록 짜다. 그 이유는 짠맛은 온도가 높아지는 데 따라 미각이 약해진다. 식은 요리가 짜게 느껴지는 것은 미각이 약하게 느껴지는 높은 온도에서 간을 맞추었기 때문으로 식으면서 점차 짠맛이 강하게 느껴지게 되기 때문이다.

입맛 완충물질, 소금

나트륨은 완충물질로 체액의 산과 알칼리의 평형을 유지하는 역할을 한다. 즉 나트륨은 담즙, 췌액, 장액 등의 알칼리성 소화액 성분을 만들어 주는데 소금이 부족하면 이들 소화액의 분비가 적어져서 식욕이 떨어진다. 그래서 밥맛이 없을 때는 소금을 조금씩 먹는 것이 좋다. 또 염소Cl는 위액 중의 염산을 만드는 재료가 되고, 나트륨은 식물성 식품 중에 들어 있는 칼륨과 항상 체내에서 평형을 유지하므로 체내에서 소금이 부족하여 칼륨보다 나트륨농도가 늘 적다면 생명이 위태로워진다.

한편 소금을 과잉 섭취하였을 경우 혈관 벽을 수축시키므로 혈압을 상승시키고, 신장기능이 약해져서 여과가 제대로 되지 않으므로 부종浮腫이 생긴다. 또 정서가 불안해지는 경우도 발생한다. 이러한 현상은 소금을 상대적으로 많이 먹고, 운동을 하지 않거나 노동을 하지 않고, 생수를 적게 먹기 때문에 일어나는 것이다. 따라서 평소에 운동이나 노동을 하여 땀을 흘리고, 생수를 많이 마시면 삼투압의 작용으로 노폐물이 많이 빠져나온다. 또한 체액 중의 소금의 농도도 적정선을 유지하게 되어 우리 인체에 필요한 미네랄도 공급할 수 있다.

염분 과다 섭취 위험이 큰 음식 10가지

'빵, 피자, 치킨, 수프, 치즈버거, 샌드위치, 치즈, 파스타, 육류, 스낵 과자' 위의 10가지 식품은 가능한 한 멀리하여야 한다. 각종 화학첨가물을 비롯하여 합성 나트륨 함량이 지나치게 많아 고혈압과 당뇨 및 각종 질병 위험에 노출하게 만드는 주범이다. 그러나 안타까운 것은 이러한 사실을 전혀 모른 채 요즘 젊은이들의 선호하는 식품이 된 지 오래되었다. 특히 평일 한두 끼 외식을 하여야만 하는 직장인들 대부분은 어쩔 수 없이 화학조미료 및 나트륨 과다 섭취 속에 찌들어 살아가고 있다. 이러한 합성 나트륨의 과잉 섭취는 피부 노화, 신경과민, 불면증, 혈액순환 장애, 심장병, 뇌졸중, 고혈압, 위궤양, 위암, 신장

기능 저하 등 다양한 문제를 일으킨다.

식품의 왕, 소금

소금은 100가지 식품의 장長인 동시에 1만 가지 약藥의 왕이다. 소금은 식품 가운데서 으뜸인 동시에 약 중에서도 으뜸이다. 즉 소금을 모르고서는 식품과 약을 말할 수 없다. 요즈음 사람들에게 생기는 대부분의 난치병과 만성 질병들은 그릇된 소금을 그릇된 방법으로 먹기 때문으로 그릇된 방법으로 만든 그릇된 소금을 먹으면 당뇨, 고혈압, 암 등 갖가지 난치병에 걸리게 된다. 물론 올바른 방법으로 만든 올바른 소금을 올바르게 먹으면 만병萬病을 예방하고 치유한다. 만병의 영약靈藥인 올바른 소금은 많이 먹을수록 좋고, 그릇된 소금은 먹지 말아야 한다. 미네랄 소금이 소금 중에 왕이다. 왕 중의 왕인 미네랄 천일염을 올바르게 섭취하는 지혜를 가져야 한다.

소금은 최고의 항암식품

다음의 논리를 통해 올바른 소금은 최고의 항암 식품이며, 저염식은 오히려 암을 유발한다는 사실을 알 수 있다.

① 소금은 암 환자의 입맛을 회복하게 한다.

암 환자는 굶어서 죽는다는 말이 있다. 이는 산소 부족으로 소화 및 흡수 기관의 장애로 입맛이 없기 때문으로 만일 저염식을 한다면 문제는 더욱 심각해진다. 특히 항암치료를 하면 항암제가 암세포뿐만 아니라 일반 정상 세포까지 무차별적으로 공격함으로 입맛을 잃게 하고, 위장장애를 일으키며 식욕을 떨어뜨려 결국 굶어 말라 죽게 되는 것이다.

흔히 "짜게 먹으면 많이 먹게 되어 살이 찐다"라고 말하는데, 이 말을 해석해 보면 "짜게 먹으면 소화력이 왕성해지므로 소화력이 떨어진 암 환자는 좀 더 짜게 먹어서 식욕과 소화력을 회복해야 한다"라는 의미가 있다. 즉 소금은 소화 과정의 인체 대사에 큰 영향을 미친다. 아무리 건강한 사람도 소금 간을 하지 않은 음식은 맛이 없어 섭취하기 싫어한다.

② 소금은 혈액을 맑게 하여 암을 예방한다.

소금을 섭취하면 물을 더 많이 섭취하므로 여분의 물이 소변으로 배출될 때 노폐물이 빠져나가 혈액을 맑게 한다. 또 소금 섭취량을 늘리면 물 섭취로 인해 혈액의 농도가 낮아짐과 동시에 혈액이 맑아져 혈류가 개선된다. 따라서 세포에 산소공급이 원활해져 암의 예방과 치료에 좋은 영향을 미친다.

③ 소금은 지방을 흡착 배설하여 암을 예방한다.

소금은 암의 원인인 고지혈증을 해결함과 동시에 지방의 이동을 원활하게 하여 혈류를 개선한다. 혈류가 개선되면 세포에 산소가 충분히 공급되어 암세포는 증식을 멈추고, 종국에는 사라진다. 상파울루 의대의 실험을 통해 소금이 지방을 흡착하여 체외로 배출시킨다는 사실이 밝혀졌다.

④ 소금은 일산화탄소를 흡착하여 암을 예방한다.

일산화탄소는 헤모글로빈과 결합하려는 힘이 강하여 산소와 헤모글로빈의 결합을 방해한다. 연탄가스에 중독되면 많은 양의 일산화탄소가 혈중 헤모글로빈과 결합하므로 적혈구가 산소를 운반하는 것을 방해하기 때문에 위험해지는 것이다. 헤모글로빈은 산소를 운반하는 역할을 한다. 아무리 강원도 산속처럼 외부의 산소 농도가 높은 좋은 공기 지역에서 생활하더라도 몸속에 일산화탄소 농도가 높으면 아무 소용이 없게 된다.

이때 소금을 섭취하면 소금이 일산화탄소를 흡착함으로써 헤모글로빈이 산소와의 결합이 쉬워진다. 소금이 일산화탄소 1개를 잡아주면 산소 200개를 더 공급할 수 있으므로 산소 전달능력이 크게 높아진다. 연탄가스 중독 시 산소 용존율이 높은 동치밋국이나 김칫국을 먹으면 도움이 되는 이유도 바로 소금이 일산화탄소를 흡착하는 특징 때문이다.

⑤ 소금은 바이러스를 무력화시켜 암을 예방한다.

외부로부터 세균이 침입하면 세균과 백혈구와의 공방이 지속되고, 그 과정에서 많은 노폐물세균 및 백혈구 사체과 활성산소가 발생한다. 그런데 소금을 섭취하면 중금속 배출로 면역력이 높아질 뿐만 아니라 몸속의 유익한 균의 증식을 돕고, 외부로부터 침입한 세균이나 바이러스를 무력화시킨다. 또한 혈액의 탁해짐을 막아 암의 증식을 억제할 수 있다.

⑥ 소금은 활성산소를 제거하여 암을 예방한다.

소금은 중금속을 배출하여 활성산소의 발생을 억제한다. 소금을 통해 활성산소가 제거되면 과산화지질의 발생을 막아주고, 혈류가 개선된다. 따라서 세포에 산소공급이 원활해져 암이 예방된다.

⑦ 소금은 대사물을 환원시켜 암을 예방한다.

소금은 알칼리성 식품으로 세포의 산화를 방지하고, 산화된 지방세포과산화지질를 환원시키는 역할을 한다. 소금을 섭취하면 금속성의 나트륨의 강력한 환원작용으로 과산화지질과 같은 산화물을 환원하여 혈류를 개선하고 암을 예방한다.

⑧ 소금은 암세포를 파괴한다.

체내에서 NK세포가 암세포를 파괴할 때는 물과 소금생리식염수을 암세포에 주입하여 파괴한다. 이때 염분이 부족하면 암세포를 효과적으로 파괴할 수 없으므로 소금 없이 암세포를 공격하는 것은 하나의 무기를 잃는 것과도 같다.

⑨ 소금은 면역력을 높여 암을 예방한다.

중금속은 인체의 면역 기능을 약하게 만든다. 그러나 소금을 통해 중금속이 제거되고, 면역력이 높아지면 암세포를 쉽게 제거할 수 있다. 따라서 소금을 통해 몸속의 중금속이 배출되면 무력화되었던 백혈구의 면역 기능이 정상적으로 회복되어 암세포를 사멸할 수 있다.

⑩ 소금의 암 예방 연구자료 Ⅰ

부산대 식품영양학과 된장 항암성 입증 실험에 의하면, 위암 세포액에 된장 추출물을 넣었더니 암세포가 급격히 감소했고, 9일 후에는 거의 사라졌으며 소금 농도가 진하면 진할수록 그 효과가 크다는 사실이 밝혀졌다. 그럼 된장의 항암성은 어디에서 나왔을까? 그것은 바로 된장 속의 양질의 소금 때문이다. 소금이 암세포를 직접 공격하기도 하지만 소금의 지방 분해 · 배출 효과에 의해 혈구가 정상화되어 혈액순환이 좋아진 결과, 세포에 산소공급이 원활해지기 때문이다.

⑪ 소금의 암 예방 연구자료 Ⅱ

서울대 체력과학연구소 곽충실 교수팀의 연구에 의하면, 된장이 항암 식품으로 놀라울 정도로 영향력이 크지만, 콩이나 다른 채소에는 암세포를 공격하는 성분이 없다고 발표했다. 즉 소금이 있어야 항암효과가 있다는 것이다. 김치, 된장, 고추장,

간장의 항암성은 수많은 임상 시험을 통해 밝혀진 바 있으며 이 사실은 전 세계가 인정하고 있다. 특히 김치는 유네스코에 의해 세계 5대 항암 식품에 선정된 바 있다. 그리고 대한 암 예방협회에서 선정한 15개 암 예방 수칙에는 된장국을 매일 먹으라는 항목이 있다. 이들 식품에 공통으로 많은 양이 들어 있는 것이 바로 소금이다.

소금의 분류

인류의 역사와 함께하고 있는 장인 소금Artisian Salt은 8가지로 분류된다. 각각의 특성을 알아보자

① 플뢰르 드 셀Fleur De Sel

플뢰르 드 셀은 태양, 바람의 에너지를 이용하여 염수를 증발하여 수확하는 태양열 소금이다.

- 제조 : 바다, 호수, 소금 샘물을 태양으로 증발하여 화인고운 입자 형태, 불규칙한, 습기가 있는 미네랄이 풍부한 크리스탈 소금으로 결정판 표면에서 꽃을 긁어모은 것이 천일염이다.
- 특징 : 음식과 우아하게 혼합하며, 부드럽고 미묘한 깨묾을 추가한다.
- 용도 : 미묘한 음식의 마무리 소금, 특별한 음식의 요리, 계란 후라이로부터 채소, 생선구이까지 쓰인다.

• 예 : 게랑드 플뤼르 드 셀, 플뤼르 드 셀 알가브, 플뤼르 드
   셀 만자닐로가 있다.

② 조리용 식염Sel Gris

셀 그리스 또는 'Gray Salt'라는 이름은 프랑스에서 유래되었
으며 유럽뿐만 아니라 전 세계적으로 널리 알려져 있다.
• 제조 : 바다, 호수, 소금 샘물을 태양으로 증발하여 코오스
   알갱이 형태, 불규칙한, 습기가 있는 미네랄이 풍부한 크리
   스탈로 결정판 밑바닥에 쌓인 직후 긁어모은 크리스탈 소
   금이다.
• 특징 : 영양분이 있고 촉촉한 음식의 맛을 오랫동안 지속
   할 수 있도록 충분한 습도의 깊은 미네랄 깨묾이 있다.
• 용도 : 스테이크, 로스, 콩, 뿌리, 원기 왕성한 채소 요리,
   이상적인 전천후 요리 소금이다.
• 예 : 레트레져 셀그리스 유기농 해염으로 소금의 명가 프
   랑스 '게랑드'에서 생산되는 자연 소금이다. 약간 베이지
   색을 띠는 이 소금은 바닷물을 증발시킬 때 생성된다. 짠
   맛이 강하지만 특징적인 것이 없어 각종 요리에 사용해도
   좋지만, 생선요리에 사용하면 특히 좋다.

③ 전통소금Traditional Salt

전통소금은 가장 넓은 범주의 소금으로 일반화하는데 균형

있는 저항력이 있다.

- 제조 : 태양이나 불로 증발시켜 계절적이나 기간적으로 결정판 밑에 쌓인 크리스탈을 수확한다. 베트남에서는 소금판에 커다란 쟁기를 사용하여 수확을 할 수 있으며, 덴마크에서는 주전자로부터 주걱으로 퍼내어 수확한다.
- 특징 : 소금과 소금으로부터 폭넓게 다양하다. 딱딱하고, 이빨에 잘 부스러지며 강력한 미각을 갖고 있다.
- 용도 : 드라마틱한 색깔과 크리스탈 형성의 장점을 살리는 마무리 소금으로 문화 교제 등 다양하게 사용한다. 대다수의 많은 전통소금은 전천후 요리 소금으로 좋다.
- 예 : 우리나라 전통 소금 채취법으로 바닷물을 가마솥에 끓여 만드는 소금으로 태안의 자염이 유명하다. 쓴맛, 떫은 맛이 없고, 짠맛도 덜하다. 미네랄 함유량이 천일염보다 높아 예전에는 궁중에서만 사용했다는 고급 소금이다

④ 플레이크 소금Flake Salt

플레이크 소금은 천일염을 만들 때 부수물로 만들어지는 소금으로 하얗고 가늘며 눈晧雪처럼 생긴 결정체로 이루어져 있다. 천일염을 만들 때 부산물로 생산이 되며 유명한 생산지로는 프랑스의 게랑드, 지중해의 섬나라 키프로스, 그리고 멕시코 바하의 Sea Of Cortez 지역에서 일부 생산이 되고 있다.

제품 생산이 까다롭고, 높은 미네랄 함량으로 인하여 일찍

이 유럽에서는 '소금의 황제'로 불리고 있으며 우리나라에도 일부 수입이 되어 판매가 되고 있다. 특히 고급 식당에서 많이 사용을 하는데 수요에 비해 공급량이 부족한 탓에 국제 시장에서 높은 가격에 거래가 되고 있다. 현재는 인공적으로도 정제를 한 플레이크 소금이 생산이 되고 있다. 그러나 이것은 천일염 방식에 의해 생산이 된 소금에 비해 나트륨 함량이 높게 나와 건강에는 그다지 좋다고 할 수가 없다.

- 제조 : 피라미드, 얇은 조각, 또는 층이 있는 양피지 같은 크리스탈 형태의 태양, 또는 화기로 증발하여 만든 소금이다.
- 특징 : 바삭바삭한 것이 강하지만, 덧없는 맛이다.
- 용도 : 신선한 채소, 샐러드, 소금의 가장 화려한 구조와 감각이 있고, 최고의 경험이 있는 모든 요리에 쓰인다.
- 예 : 프랑스의 게랑드 소금, 사이프러스, 멕시코 바하의 Sea of Cortez 지역이 있다.

⑤ 일본 식염Shio

시오는 미세한 결정체로 특히 마그네슘이 풍부하여 일본의 맛을 유지하고 있다.

- 제조 : 그린하우스 또는 다른 곳에서 해수를 끓이고, 다시 불로 규칙적인 고운 결정체 크리스탈을 생산한다.
- 특징 : 즉각적으로 폭발하는 깨끗한 맛의 합성물이다.

- 용도 : 부와 훌륭한 복합적인 맛을 내는 모든 음식 재료의
앞과 중앙에 사용한다.
- 예 : 산까이, 아마비토, 사라시오가 있다.

⑥ 암염Rock Salt

암염은 수억 년 전 바다의 소금이 매장된 고대 천일염의 잔
여물로 습기가 없으며 다양한 미네랄을 함유하고 있어서 천연
의 보석 같은 음식이라고 할 수 있다.
- 제조 : 땅속으로부터 희망하는 크기별로 채굴한다.
- 특징 : 변하지 않는 강한 결정체, 비교적 동종의 맛을 전
달, 미네랄이 가장 풍부한 생명의 소금이다.
- 용도 : 촉촉한 음식 표면에 소금이 녹아 버리는 효과가 나
타날 때 소금 제분기 안에서 통째로 놔둔 후, 일반용 암염
갈이로 간 안개 같은 고운 입자의 소금이다. 마르거나 지
방이 두꺼운 음식에 사용하고, 다양한 형태의 음식을 제
공할 때나 요리 시 큰 덩어리 상태로 사용한다.
- 예 : 히말라야 핑크 소금, 안데스 미네랄 핑크 소금, 쥬라
식이 있다.

⑦ 색다르고 독특한 소금Unconventional Salt

모든 제조업자는 생산방법을 비밀로 하고 있다. 여타소금과
맛과 형태를 달리하고 있으며 수제 소금을 비롯하여 분말 소

금, 최고급 미네랄 소금, 물 소금 등 다양하다.

- 제조 : 다른 증발 소금의 표준을 규정짓는 외부 밖에 떨어지는 소금, 색다르고 독특한 고도의 기술 공정 진공증발 순서, 얇은 농축 이온 막 교환 방식 같은, 또는 유별난 자연의 방법 또는 인위적으로 결정체를 형성한다.
- 예 : 사우스 아프리카 진주, 아이스랜드 핫 스프링이 있다.

⑧ 수정 소금Modified Salt

어떤 종류의 소금도 생산된 이후 새로운 질의 소금으로 수정할 수 있다. 소금 혼합Salt Blend이 가장 이상적인 수정 소금이라고 할 수 있다.

- 제조 : 훈제, 주입, 혼합, 굽기 등 같은 창조 후 어떤 방법으로 변경되는 모든 종류의 소금 등급의 표준 이하 등급.
- 예 : HaleMon oak smoked, Black truffle, China Sea parched salt

04
좋은 소금을 고르는 방법

잘못된 식생활 습관이 질병을 일으킨다. 인간의 생명을 지키는 데 필수품이 소금이지만, 어느 날 소금 아닌 소금이 우리 식탁을 점령하여 '가짜 소금'이 우리의 건강을 해치고 있다. 식탁이 즐거워지려면 반드시 음식 맛과 건강을 동시에 거머쥐는 비법을 알아야 한다. 바로 우리 몸을 살리는 맛좋고 생명을 살리는 '몸에 좋은 소금'을 찾는 것이다.

미네랄이 풍부한 '질 좋고 안전한' 소금이 건강을 좌우한다. 우리 몸을 해치는 주범은 '좋은 소금'이 아니라, 몸을 해치는 '나쁜 소금'인 염화나트륨만 있는 정제염으로 이는 고혈압, 당뇨병, 성인병을 일으키고 비만을 유발시키는 주범이다. 바로 이 나쁜 소금이 판을 치고 있기에 실제로 좋은 소금에 함유되어 있는 다양한 미네랄 성분들이 혈압을 정상화시키고, 건강한 세포를 유지시켜주고 있다는 사실이 사장되어서는 안 된다.

이제 더 이상 병들게 하는 나쁜 소금정제염 때문에 '건강과 맛'을 포기하는 일은 영원히 사라져야 할 것이다. 지금이라도 소금의 진정한 가치를 깨달아 암을 비롯해 각종의 질병으로부터 벗어나야 하고, 전염병으로부터 자유로워져야 한다.

미네랄이 풍부한 좋은 소금은 자연 치유력을 향상시키지만, 나쁜 소금은 자연 치유력을 손상시키며 인체를 병들게 하는 주범인 것이다. 현대인의 질병은 대부분 신진대사 장애로부터 발생하는데 소금은 신진대사를 방해하는 물질이 아니라 오히려 원활하게 하는 물질이므로 싱겁게 먹어야 한다는 주장은 몸에 좋은 소금의 본래 기능을 간과하는 것이라고 볼 수 있다.

소금의 독성 중화, 배출, 신진대사 등 소금의 순기능을 제대로 파악하여, 무조건 해로운 것으로 여겨 섭취량을 줄이라고 할 것이 아니라 어떤 소금을 어떻게 섭취할 것인지를 고민하여야 할 것이다. 흰 소금은 사람을 서서히 죽게 만드는 '살인 소금'이라고 한다.

이에 우리 몸을 살리는 좋은 소금을 고르는 방법에 대해 살펴보자.

정제염을 식탁에서 추방하기

우리 식탁을 점령하고 있는 정제염인 맛소금, 꽃소금, 화학소금, 기능성 소금을 찾아내어 추방하여야 한다. 맛소금은 정제염 표면에 맛을 내는 L-글루타민산나트륨MSG을 코팅한 소금으로 조금만 넣어도 쉽게 음식의 맛을 내주긴 하지만, 현기증과 두통 등을 유발시킨다. 꽃소금은 천일염을 원료로 가공한 소금으로 정제염인지 천일염인지 혼동하는 사람들이 많지만, 제조방식에서 차이가 난다.

꽃소금은 수입 천일염미네랄이 거의 없는 멕시코, 호주산에 국산 천일염 10% 정도를 혼합하여 물에 녹인 후 100~200℃에서 증발시켜 소금을 만든다. 녹차 소금, 알칼리 소금, 다시마 소금 등 기능을 첨가한 기능성 소금들은 대부분 정제염을 사용하고 있으므로 주의해야 한다. 반드시 성분표시를 확인해야 한다.

천일염이라고 다 같은 소금이 아니다.

천일염은 바닷물을 염전으로 끌어들여 햇빛과 바람에 물기를 말린 후 만드는 소금으로 생산방식에 따라 천일염의 질은 다양하다. 염전바닥이 '자연갯벌 토판염이냐, 장판염이냐, 타일염이냐'를 확인해야 한다. 전통방식의 '토판 천일염'은 갯벌의 미생물과 소금의 상호작용이 활발해 미네랄이 매우 풍부하지만, 장판염의 경우에는 환경호르몬이 발생될 수 있어 피해야 한다. 또한 타일염은 미생물의 작용의 효능을 기대할 수 없다.

전 세계의 유명 소금 60여 종류를 분석해보면 대부분의 소금에 미네랄이 없고 염화나트륨NaCl으로만 구성되어 있다. 대다수의 천일염도 마찬가지로 한국 서해안, 프랑스 게랑드 산 등 극히 일부 천일염에만 적당량의 미네랄이 함유되어 있다. 한국 서해안 갯벌 천일염에 미네랄 함량이 가장 높아 세계적으로 희소성이 있는 매우 귀중한 자원이라고 볼 수 있다.

미네랄 함량이 높은 질 좋은 천일염을 섭취하면 일반 소금에 비해 활성산소 발생이 적고, 이에 따른 세포 손상과 염증 반응이 적다는 논문이 발표된 바와 같이 미네랄이 없는 소금을 섭취하면 활성산소 발생으로 인한 세포 손상과 염증 반응을 일으켜 고혈압, 당뇨, 치매, 동맥경화 등 거의 모든 대사질환의 원인이 된다는 연구 결과를 뒷받침하고 있다.

맛도 좋고 몸에도 좋은 국산 천일염과 수입 천일염의 구별법을 살펴보면 소금을 손으로 비볐을 때 국산은 쉽게 부서지고, 수입산은 염도가 높아 잘 부서지지 않으며 소금을 손바닥으로 쥐었다 폈을 때 국산은 손바닥에 약간의 수분이 남고 잘 붙지만, 수입산은 수분이 남지 않고 잘 붙지 않으며 국내산은 입자가 고르고 네모반듯한 데 비해 수입산은 입자가 일정하지 않고 모서리가 마모되어 있다.

천일염을 구운 소금이 몸에 좋다.

소금을 구우면 유기물과 비소, 산화물, 카드뮴, 납, 내화성 유기물, 칼슘, 마그네슘 등 산화물이 제거된다. 단계별로 온도를 잘 조절하여 유해물질을 제거하고, 3년 이상 간수한 천일염을 구운 은혜염, 황토소금, 죽염이 몸에 좋다. 수입산 소금은 구울 때 환경호르몬이 방출된다.

오래 묵은 국산 천일염이 맛이 좋다.

5년 이상 숙성시켜 간수를 제거한 맛이 좋은 국산 토판 천일염으로 맛과 건강을 챙겨야 한다. 2008년 3월 이전까지 천일염은 중금속 유해물질이 있는 광산물로 분류하여 식품위생법상 식품사용금지 품목으로 홀대받아왔다. 정제염 때문에 소금이 몸에 해롭다는 오해가 진실이라고 믿고 살아왔지만, 이제는 독이 되는 정제염을 과감히 버리고, 몸을 살리는 5년 이상 간수한 국내 서해안 토판 천일염을 선택하는 습관을 갖도록 한다.

오염되지 않은 신체의 균형을 이루는 미네랄이 풍부한 천연의 미네랄 소금이 입맛을 돋우며 건강을 약속한다.

좋은 소금을 만난다는 것은 너무 놀라운 축복이 아닐 수 없다. 무엇이 좋은 소금인지에 대해 관심을 갖고 좋은 소금을 만나기 위해 꾸준히 건강한 소금에 대해 배우고 실천하는 습관을 지녀보자. 사해 소금, 히말라야 핑크 소금, 9번 구운 죽염, 안데스 미네랄 핑크 소금 등이 좋다. 그러나 '좋다'는 소금에는 반드시 가짜가 유통되고 있음을 유의하여야 한다.

. . . .

✲✲ '안데스미네랄핑크 소금'의 건강 유익 12가지 ✲✲

세계에서 가장 기氣 에너지가 강한 신神이 내린 자연의 경이驚異는 '안데스미네랄핑크 소금'으로, 우주의 정기를 가장 많이 받고 있는 안데스산맥 볼리비아에서 생산되고 있다. 몸에 좋다는 산삼 100년 근의 20배 이상의 기 에너지를 함유하고 있다는 안데스미네랄핑크 소금은 음식의 탁월한 맛은 물론 피부미용, 디톡스, 소화촉진, 항암효과, 통증 완화, 세포 부활, 혈액 정화 면역력 증진 등 현대인에게 꼭 필요한 미네랄 소금으로 알려져 있다.

안데스미네랄핑크 소금은 3억 년 동안 청정지역 안데스 산속에서 100% 가장 순수한 자연의 미네랄 성분을 균형 있게 갖고 있어 오랜 세월 동안 자연치유 치료의 소금으로 사용됐다. 전형적인 천일염이나 암염과는 다르게 아주 강하고 강력한, 인체에 꼭 필요한 다량의 미네랄이 골고루 함유되어있는 '기적의 소금'으로 매우 귀하고 엄청난 천연의 치료 효능을 발휘하고 있다. 수많은 환자가 안데스미네랄핑크 소금을 만나 일상생활에 사용한 결과 놀랍게도 건강회복의 혜택을 받아 고질적인 병을 고치고 건강한 삶을 살아가고 있으며, 더욱더 건강한 생활을 도모할 수 있게 되었다.

건강의 기본이며 필수 요소인 안데스미네랄핑크 소금의 여러 가지 장점과 효능성 중 우선적으로 주요 12가지 자연 치료제로서의 건강 유익성을 소개한다.

① 인체에 필요한 미네랄 공급원필수미네랄, 미량미네랄, 초미량미네랄 : 이 지구상에 가장 순수하고 깨끗하고 균형 있는 미네랄 84종을 함유하고 있어서 미네랄 부족으로 발생하는 현대병을 예방하고 자연 치유할 수 있다.

② 식욕 증진 및 소화 촉진 : 입맛을 좋게 하며 소화를 잘되게 한다.

③ 해독 정화 작용 : 안데스미네랄핑크 소금물염도 1~1.2% 1,500cc를 아침 공복에 마시면 장과 간과 혈액을 청소하여 숙변을 제거하고, 몸 안에 중금속 및 각종 독소를 배출하여 간이 깨끗해지고, 혈액이 맑아지며 세포가 건강

해진다. 여타 장 청소관장법와는 달리 자연적으로 탁월한 효과를 나타내 전체적인 건강 증진 효능이 있다.

④ 체내 삽투압을 유지시킨다.

⑤ 체액의 알칼리성 평형 유지로 산성 체질로 인한 질병을 예방하며 위산 역류를 감소시킨다.

⑥ 피로 회복 : 생수에 안데스미네랄핑크 소금을 타서 마시면 피로가 빨리 회복된다.

⑦ 심신안정Relax : 안데스미네랄핑크 소금물에 족욕, 반신욕, 목욕을 하면 일반 온천의 수십 배의 효과가 있어 피부미용은 물론 심신안정에 아주 좋다.

⑧ 공기정화 : 램프에 사용하면 다량의 원적외선과 음이온이 방출되어 방 안의 공기가 정화되어 쾌적한 생활공간을 유지할 수 있어 호흡기질환, 비염, 천식 등을 개선시킨다.

⑨ 아토피, 무좀 및 각종 피부 문제 예방 및 개선시킨다.

⑩ 골격 강화, 골다공증을 예방한다.

⑪ 당뇨 개선 및 정상 혈압 유지 : 혈액순환을 원활히 해주며 혈압을 낮추어 준다.

⑫ 불면증 해소 및 노화 방지 : 목욕을 일주일에 1회 정도 하면 잠을 편하게 잘 수 있고, 멜라토닌이 풍부해져 노화를 방지하며 면역력을 증강한다.

· · · · · · · · · ·

제2장
소금의 효능 – 자연 치유력

미네랄이 풍부한 질 좋은 소금 섭취를 습관화하면
암을 예방하고 뇌졸중, 고혈압, 당뇨를 예방 치료하여
건강증진을 도모할 수 있다.

우리 속담에 '평안감사보다 소금장수'라는 말이 있다. 소금이 얼마나 귀한 존재이었길래, 그 좋다는 평안감사보다 소금장수가 더 좋다고 했을까? 이런 속담이 생겨난 것은 분명히 예전의 소금은 황금과 맞먹는 귀중품이었던 것으로 보인다. 소금은 종족보존의 법칙을 위하여 필수적이다. 태아 건강은 미네랄이 균형 있게 함유된 양수에 있으며 자연 치유력이 있는 소금을 통하여 우리는 튼튼하게 잘 자라는 아이를 볼 수 있다.

또한 비행청소년이 나타나지 않도록 예방을 하며 젊음과 피부 건강, 우아한 노후 건강을 보장받을 수가 있다. 이제부터라도 소금의 놀라운 효능과 자연 치유력을 제대로 알아 내 건강은 내가 지키는 지혜를 배우고 실천해야 한다.

01
내 건강을 지켜주는 소금

미네랄이 풍부한 소금이 우리 몸에 어떤 효능을 주는지 구체적으로 살펴보자.

소금의 효능

소금은 신진대사를 촉진시키고 체액의 삼투압을 일정하게 유지시키며 산과 알칼리의 균형을 이루게 한다. 신진대사가 원활치 못할 때 혈액은 산성화되고, 신체의 면역성이 떨어져 암이 발병할 위험성이 높아진다. 염분은 혈액을 정화시킬 뿐만 아니라 침, 소변, 담즙의 기능이 원활하도록 도와준다. 그러나 불순물이 함유되거나 정제된 소금을 과도하게 섭취하면 혈관이 수축되고 경화된다. 따라서 불순물이 없고, 미네랄 성분이 많이 함유된 좋은 소금을 섭취하는 것이 우선시 되어야 한다.

좋은 소금은 갑작스러운 졸도, 인사불성, 심한 설사, 복통, 위경련, 명치 아픈 것, 지혈, 입 냄새, 탈모증, 인후통, 감기, 상처, 출혈, 탈항, 탈장, 숙취, 산성화 방지, 이뇨작용, 해독, 임산부 경련, 변비, 소변불통, 치질, 임질, 배앓이, 가래 해소, 피고름, 여드름, 아토피, 염증, 부스럼, 풍한습통, 주독 빨간 코, 치통, 과식, 안내장, 백내장, 녹내장, 안구 건조증, 가려움증, 벌레 모기 물렸을 때, 가려움증, 귓병, 이명, 종기, 급성맹장염 치료 및 예방에 효과가 매우 좋다.

특히 각종 오염된 환경 속에 살아가고 있는 현대인들은 몸속에 많은 독소를 갖고 있어 다양한 질병에 노출되어 있다. 따라서 체내의 독소를 배출하여 건강을 유지하는 가장 효율적인 방법은 바로 미네랄 소금물을 섭취하는 일이다.

질 좋은 미네랄 소금의 주요 자연 치유 효능 및 사용 방법은 다음과 같다.

① 각종 염증 치료 : 미네랄 소금을 염증에 바르면 강력한 삼투압 현상으로 세균들의 세포막에 손상을 입혀서 세균을 박멸하게 한다. 염증 부위에 미네랄 소금을 소량의 물에 진하게 개어서 바른다.

② 간 기능 개선 효과 : 미네랄 소금물을 충분히 마시면 소변이 시원해지고, 구토증이 가시면서 혈색이 좋아지며 간 기능이 개선된다.

③ 감기 예방 : 나트륨은 칼슘을 도와 바이러스의 발생을 저지하고, 이미 발생한 바이러스의 활동도 정지시킨다. 미네랄 소금물을 자주 마시면 감기 예방에 좋다.

④ 갑작스러운 졸도나 인사불성 시 따뜻한 미네랄 소금물을

마시면 바로 깨어난다.

⑤ 건강한 눈 : 눈이 쉬 피로해지고, 시력이 갑자기 떨어지는 경우에 미네랄 소금물의 농도를 3~3.5%로 조절하여 안약처럼 넣어주거나 눈을 씻어주면 충혈도 사라지고 염증도 없어진다.

⑥ 관절염의 예방과 개선 효과 : 두 발을 복숭아뼈까지 진한 소금물에 1시간 정도 담그면 체내의 독이 배출된다. 반신 목욕은 더 큰 효과를 얻을 수 있다. 미네랄 소금물을 복용하면 더욱 좋다. 관절염은 물론 디스크 예방 및 치료에도 좋다.

⑦ 당뇨 개선 : 당뇨 환자나 혈압이 높은 사람은 소금을 기피하는 경향이 있지만, 우리 몸에는 0.9%의 염분이 꼭 있어야 한다. 또 당뇨 환자는 물을 많이 먹고 소변을 많이 누기 때문에 염분 부족으로 혈액의 농도가 떨어지며 나른하게 된다여름철의 일사병과 같은 증세. 미네랄 소금물을 수시로 마시면 소변이 맑아지고 갈증도 없어진다. 당뇨병은 단백질이 파괴되어 소변으로 빠져서 소변에 거품이 생기게 된다. 인체는 염과 당이 균형을 이루어야 건강하다. 당이 많이 들어있는 청량음료, 아이스크림, 초콜릿 빙과류, 과자류 음식들을 삼가는 것이 좋다.

또한 당을 중화시키는 것이 염으로 음식이 달 때 소금을 넣으면 좋다. 반대로 음식이 너무 짜면 설탕을 넣어야 짠맛이 없어진다. 간을 깨끗이 하고 피를 맑게 하기 위해 주기적으로 미네랄 소금물로 디톡스를 하여 장을 깨끗이 하고, 매일 소금물을 마시고, 발아 현미밥을 섭취하고, 공기 좋은 숲속을 1시간 정도 걷기를 실천하면 당뇨병 개선에 상당한 효과를 경험하게 된다.

⑧ 두통 : 머리가 무겁고, 어지럽고, 귀가 멍하며 음식 맛을 알아보기 어렵고, 구역질이 나면서 전신 권태가 올 경우에 미네랄 소금물로 장 세척을 한 후, 아침저녁 공복에 미네랄 소금물을 매일 마신다.

⑨ 발기부전 : 미네랄 소금물로 장 청소를 한 후, 아침저녁 공복으로 미네랄 소금물을 복용하면 좋다.

⑩ 숙취 해소 : 소금은 알칼리성이고, 술은 산성이기 때문에 미네랄 소금물을 마시면 우리 몸의 pH 균형을 잡아주게 되어 숙취 해소에 효과가 뛰어나다. 과음 후에는 잠들기 전에 미네랄 소금을 마신다. 아침에 마시면 속이 풀어지며 술에 취해 구역질이 나거나 크게 토할 때, 또 머리가 어지럽거나 멍할 때 진한 소금물 한 컵을 마시면 이를 풀 수 있다.

⑪ 소변불통小便不通 시 : 소금 한 줌을 배꼽에 놓고 쑥뜸을

3~5회 정도 한다. 미네랄 소금물 한 컵을 마신 후 죽 한 그릇을 먹으면 효과가 나타난다.

⑫ 소화불량 및 배탈 시 : 소금의 주성분인 나트륨과 염소가 없으면 소화가 될 수 없다. 음식을 섭취한 뒤 속이 거북하거나 배탈이 날 때 미네랄 소금물을 마시면 소화불량이 해소된다.

⑬ 손바닥의 종기 : 소금과 후추를 같은 양으로 가루를 내어 매일 세 차례 소금물로 깨끗이 씻고 바른다. 또한 아침, 저녁으로 미네랄 소금물 한 컵씩을 마시면 좋다.

⑭ 신장, 방광의 기능 개선 : 미네랄 소금물을 아침 기상하자마자 한잔, 또 온종일 수시로 마셔주면 소변이 시원해지며 부기가 가라앉게 된다.

⑮ 암내 : 사우나를 할 때 소금을 겨드랑이나 음부에 문질러주면 개선된다.

⑯ 암 예방 효과 : 우리 인체의 모든 장기에는 암이 발생한다. 그러나 '심장암'이라는 말은 없다. 심장은 다른 말로 염통이라고 한다. 즉 심장은 소금이 많이 들어 있는 소금 주머니로 암세포가 살 수도 없고 증식할 수가 없다. 따라서 미네랄 소금물

을 충분히 마시는 것이 암 예방에 좋은 효과를 볼 수 있다.

특히 구운 마늘을 함께 복용하면 암 예방에 시너지 효과가 발생한다. 또한 공복 시 소금물을 수시로 한잔 씩 마시며, 과음 후에는 반드시 한잔 마시고 잠자리에 들면 좋다.

⑰ 어린이가 입을 다물고 말을 못 할 때 : 소금을 뜨겁게 해서 주머니에 담아 배꼽에 댄다. 식으면 다시 갈아주면서 배를 따뜻하게 한다. 동시에 연한 미네랄 소금물을 먹이면 된다.

⑱ 장 세척 : 인체의 기능을 좋게 하려면 장을 깨끗이 하여야 한다. 특히 장의 이물질인 숙변을 제거하여야 건강해진다. 일 반적으로 병원에서는 약물과 관장의 방법으로 장 청소를 시행 하고 있으며 다양한 변비약, 관장약, 장 청소 약을 사용하고 있 다. 이들은 묵은 변과 함께 수분 등을 배출하게 함으로 일시적 으로 장 청소를 돕는 역할을 하여 건강에 많은 도움을 준다.

그러나 이러한 장 청소를 너무 자주 하면 문제가 발생할 수 있 음에 유의하여야 한다. 변비약, 관장약, 장 청소약을 자주 복용하 게 되면 약물 부작용으로 괄약근 파열, 항문 이완 기능 손상 등의 피해가 발생한다. 특히 대변의 자가 배출 반사 기능이 떨어지게 된다. 또한 미생물의 균형이 깨져 세균 감염에 쉽게 노출된다.

가장 좋은 방법은 미네랄이 풍부한 천연소금물 염도 1~1.2% 1,500cc를 아침 공복에 15분 만에 마시는 것이다. 체내의 부족한 미네랄을 보충해주고, 체액의 염도를 0.9%로 유지해주고, 장의 노폐물을 자연스럽게 배출시켜줌으로 장이 깨끗해지고, 간이 깨끗해지며 피가 정화되는 효과를 얻게 되어 건강해진다. 특히 고혈압, 저혈압, 당뇨, 변비, 초기치질, 위염, 위궤양, 비만, 설사, 통증이 개선되며 다이어트에도 좋다.

⑲ 지혈작용 : 피를 토할 때 미네랄 소금물을 마시면 지혈이 되고, 상처에 소금을 뿌려주면 곧 피가 멈춰 금방 아물게 된다.

⑳ 치매 예방 : 인체에 염분이 부족하게 되면 치매에 걸릴 확률이 높아진다. 따라서 평소에 싱겁게 먹는 습관은 치매와 성인병 발병률을 높이는 원인이 된다. 한편 오염된 소금을 다량 섭취하게 되면 각종 질환을 초래케 함으로 미네랄이 풍부하고 중금속이 전혀 없는 100% 퓨어 내츄럴Pure Natural 한 소금을 섭취하면 치매를 예방하고 활기찬 삶을 영위할 수 있다.

㉑ 치질 개선 : 미네랄 소금물로 장 청소를 한 후, 소금물로 좌욕을 하면 치질 개선 효과를 배가시킬 수 있다.

㉒ 편도선이 부을 때 : 한 찻숟가락 분량의 소금을 입안 깊숙이 넣고 녹으면 천천히 삼킨 다음 물을 마신다짜다고 하여 부작용이 있는 것이 아니다.

㉓ 화상·동상·벌레 물린데 : 화상을 당한 경우 먼저 미네랄 소금물을 마시게 하여 안정시킨 후 차가운 소금물을 상처 부위에 계속 끼얹어 열기를 완전히 빼 주도록 한다. 동상에 걸린 경우 찬물에 소금을 타서 동상 부위에 바르고 마사지해 준다. 혈액순환이 원활해지면 점차 온도를 높이면서 따뜻한 소금물에 담가 냉기를 뺀다. 벌레에 물렸을 경우 바로 진한 소금물을 발라준다.

㉔ 혈액순환 개선 및 고혈압 예방 : 소금은 적혈구의 활동을 도우며 삼투압을 유지시켜 체액의 균형을 이루게 하고, 혈액순환을 개선하며 혈압을 정상적인 압력으로 유지시켜 준다. 피로와 스트레스로 지친 현대인의 골칫거리인 혈액순환에는 미네랄 소금물이 최고의 명약이다. 적혈구의 응집을 방지하여 동맥경화를 예방한다.

㉕ 호흡기 건강 개선 : 미네랄 소금물로 자주 입가심해 주면 가래, 천식, 감기, 기침, 해소, 기관지염, 폐렴, 폐결핵 예방 및 치료에 매우 효과적이다.

02
진정한 치료는 내 안의 '자연 치유력'이다

'자연 치유력'이란, 생명체가 질병에 걸렸을 때 특별한 치료를 하지 않아도 스스로 건강한 상태로 치료 및 회복되는 힘을 말한다. 생명을 해치는 병원균이 침입하면 우리 몸은 질병이 생기는 것을 저지하기 위해 즉각 방어 작전에 돌입한다. 인체 내의 세포, 조직, 장기의 모든 단계에서 생체의 질서를 유지하려고 하는 생물학적인 피드백 시스템인 자연 치유력이 바로 작동하게 된다.

인간은 누구나 자연 치유력을 가지고 있는데 이 자연 치유력을 담당하는 것은 몸의 면역 담당 세포인 백혈구이다. 이 백혈구의 작용을 돕기 위해서는 더러워진 혈액을 정화하는 역할을 하는 깨끗한 산소공급 능력이 대단히 중요하다. 그리고 앞서 강조한 바와 같이 공기는 물론, 물, 햇빛 그리고 소금이 자연 치유력으로 건강한 삶을 살아가는데 매우 중요하다. 따라서 신선한 공기를 마시고, 좋은 물을 섭취하고, 충분한 햇볕을 쬐면서 몸을 살리는 좋은 미네랄 소금을 선택하는 것이 혈액을 정화시켜 자연 치유력을 향상시키는 일이다.

그러므로 우리 몸에 있는 순수한 피를 깨끗하게 하고 건강한 혈액으로 유지하려면 좋은 소금물을 섭취하는 습관이 매우 중요한 것이다.

소금과 아토피성 피부염

아토피는 우리 몸의 자연 치유력이 심각한 손상을 받았기 때문에 발생되는 증상이다. 아토피 피부염의 발병 원인은 아직 확실하게 알려지지 않은 상태이다. 아토피 발병 원인으로는 유전적 요인과 환경적 요인으로 볼 수 있다. 태아가 자라는 양수의 오염, 부모들의 잘못된 식생활습관, 흙과 떨어져 살아가는 생활양식에서 기인된다. 손상된 자연 치유력을 회복하려면 무엇보다 자연으로 돌아가서 자연과 더불어 자연스럽게 살아야 한다. 그러나 우리들의 삶은 자연을 떠난 지가 너무 오래되었다. 따라서 아토피를 예방하고 치유하려면 미네랄 소금을 충분히 섭취하고, 미네랄 소금 침대와 조명등을 사용하는 것도 좋은 방법이다.

소금과 알레르기성 비염 및 축농증

알레르기성 비염은 맑은 콧물, 코막힘, 가려움증 및 재채기 중 한 가지 이상의 증상을 동반하는 비점막의 염증성 질환으로 코 주위의 가려움증 등의 증상을 특징으로 하는 코 질환으로서 항원이라는 원인 물질에 의해 유발된다. 항원은 유전적인 요소와 꽃가루, 집먼지진드기, 동물털, 곰팡이류나 음식물 등 다양하며 현재 집먼지진드기에 의한 알레르기성 비염이 증가되고 있는 추세이다.

비염은 여러 가지 원인 및 병태 생리가 복합적으로 작용하여 발생하는 경우가 많다. 비염의 임상적인 양상에 따라 크게 급성 비염, 만성 비염, 위축성 비염으로 나누기도 한다. 급성 비염은 흔히 감기라고 말하는 감염성 비염이며, 만성 비염은 원인에 따라서 감염성과 비감염성으로 크게 나누고 있다. 비감염성 만성 비염의 원인으로는 알레르기 비염, 비강 구조의 해부학적 이상, 자율신경계의 불균형, 호르몬 이상, 약물, 정서 불안 등이 있다.

일반적인 방법으로 항상 손을 깨끗이 씻는 것이 중요하다. 또 먼지, 급격한 온도 변화, 피로나 스트레스, 담배 연기나 매연 등의 비염 유발 요소를 피하여야 하고, 정기적으로 미네랄 소금물로 아침, 저녁 코 세척을 하는 것이 좋다. 또한 하루에 1시간 이상 시간을 내어 야외에 나가서 햇볕을 쬐어 비타민D를 보충하여야 한다. 비타민D가 부족하면 면역 체계가 제대로 작동하지 못해 알레르기 비염 발생률이 최대 80% 이상 증가하는 것으로 나타났다.

알레르기 비염, 축농증은 호흡과 관련한 기관인 폐 기능의 활성화에 따라 코 건강 상태가 좌우된다. 한의학에서는 폐가 약하고 열이 많으며 신체의 수분 대사가 잘되지 않을 경우 알레르기 비염 등이 발병한다고 한다. 그러므로 폐의 열을 풀어주고 수분 대사를 원활하게 해주며 동시에 평소 등산이나 유산소운동으로 폐 기능을 높여야 한다. 폐의 열이 사라지면 편도선이 강화돼 목의 통증이 치료되고, 림프구가 활성화해 자가

치유능력이 높아진다.

또한 장에 문제가 생기면 비염이나 축농증이 생기기 쉬운데 코가 좋지 않으면 당연히 머리도 맑지 못하게 된다. 따라서 비염과 축농증을 치료하기 위해서는 장을 건강하게 하기 위해서는 장 청소를 정기적으로 실천하여 장 속의 노폐물을 제거하여야 한다.

식사는 단백질과 비타민이 풍부한 해조류와 채소, 과일을 많이 먹고, 발효식품인 김치, 된장 등 신토불이 자연전통식품을 섭취하며, 당분은 되도록 적게 먹고 미네랄 소금을 충분히 섭취하여야 한다. 비염축농증에 나쁜 음식인 인스턴트식품, 화학물질이 첨가된 조미료, 지방 성분이 많은 고기돼지, 닭, 밀가루 음식라면, 피자, 국수, 아이스크림 등의 빙과류, 탄산음료, 통조림 등의 색소, 방부제 첨가 음식, 너무 차거나 덥고 매운 음식들을 피하여야 한다.

비염과 축농증에 도움 되는 생활습관으로는 습도를 조절해서 건조하지 않게 해주고, 코가 건조할 경우 미네랄 소금물을 코의 안쪽에 뿌려 주거나 코 세척을 해주는 것이 좋다. 또한 탈지면솜에 진한 미네랄 소금물을 묻혀 코에 밀어 넣어 주고, 미네랄 소금물을 코로 들이마셔서 입으로 뱉어내는 코 세척을 매일 하면 코가 시원해진다. 미지근한 소금물 염도 3~3.5%바다 물 염도가 적당하다. 너무 짜거나 너무 맹물이어도 자극이 있다. 코에 넣기 쉬운 용기나 도구를 사용하면 더욱 편리하다주사기, 스프레이 등.

소금과 중이염

중이염은 고막이 찢어져 있거나 뚫려 있어서 외이도外耳道를 통해 감염되는 것 이외에는 코와 귀를 연결해주는 이관耳管이라는 조직을 통해 염증이 상행하거나 이관의 열리고 닫히는 개폐 기능에 지장이 있어서 삼출성 중이염이 생기게 된다. 이러한 이관 질환은 코 질환이 있거나 후비루, 비염, 축농증, 비강이 건조하거나 스트레스, 후비공 쪽의 비도가 협착되어 있는 경우 발생될 확률이 높아진다. 즉 중이염은 대부분 이관 기능 장애로 인해 나타나고, 이관 기능 장애가 있을 때는 외부 혹은 자신의 소리가 울려서 들리거나 숨소리가 들리기도 하며 이명 증상이 나타나기도 한다.

소금이 없으면 염증이 생긴다. 중이염도 소금이 부족해서 생긴 병이라고 한다. 병원에 3개월 다녀도 낫지 않은 아이들에게 죽염을 진하게 타서 소주잔으로 한 잔씩 먹게 했더니 그다음 날부터 아무 이상 없이 좋아졌다는 이야기도 있다. 중이염 절반은 9세 이하 어린이인데 소금을 못 먹게 하니 아이들이 질병에 노출되고 있다는 이야기이다.

평소 미네랄 소금을 충분히 섭취하며 귀가 아플 경우 미네랄 소금 마사지 바, 또는 미네랄 소금 주머니를 전자레인지에 2분 30초 데운 후 수건에 싼 뒤에 베개같이 베고 잔다. 이렇게 장기간 하면 귀가 아프지도 않으며 이명 현상도 멎는다. 또한. 평소 미네랄 소금물을 면봉에 묻혀서 귓속을 잘 닦아주고, 미지근한 물에 미네랄 소금을 진하게 탄 다음 탈지면에 묻혀 귀속에 넣어주면 고름이 나오면서 염증이 치료된다.

소금과 치아 건강

우리나라는 예부터 이齒의 중요성을 강조하여 '이는 오복에 들었다'고 말하고 있듯이 오복五福 중에 하나라고 불리는 치아는 우리에게 음식 섭취의 즐거움을 선사하고, 그 음식들로 인해 건강을 유지하게 한다. 따라서 치아 건강 상태와 음식의 섭취는 매우 밀접한 관계가 있다. 치아의 건강이 바로 건강한 삶의 기초가 되며 나아가 원만한 사회생활을 위해 필수적이다. 치아가 부실하여 초면에 입에서 냄새가 난다면 첫인상이 그리 좋지 않아 대인관계도 좋지 않을 것이다. 따라서 치아를 건강하게 유지하는 습관을 지녀야 할 것이다.

치아 건강을 지키는 방법 중 가장 좋은 것은 미네랄 소금 양치질이다. 보통은 음식 섭취 후 3분 이내에 양치질을 해야 하며 특히 단 음식을 먹은 후에는 가능한 빨리 양치질하는 것이 좋다. 그러나 탄산음료를 마신 후에는 어느 정도 시간이 지난 다음에 양치질하는 것이 좋다. 탄산음료에 들어 있는 산과 치약 속의 연마제가 만나면 치아의 가장 바깥층인 법랑질을 부식시키는 작용이 증가하게 된다.

그러므로 콜라나 사이다 등을 먹은 후에는 가볍게 입안을 헹구고, 침이 충분히 분비되어 산이 중화된 후 양치질을 하는 것이 좋다. 맥주나 커피를 마신 후에도 같은 방법으로 양치질하는 것이 좋다. 또한 이러한 음료를 섭취할 시 치아와 접촉하는 시간을 줄이는 것이 좋으므로 천천히 보다는 빨리 빨대로 먹는 것이 더 좋다.

소금과 여성 건강

여성 질환 중에서 가장 많이 나타나는 질환은 일반적으로 냉증, 대하증으로도 표현되는 질염이다. 임신부들뿐 아니라 가임기 여성들도 임신이 되기 전부터 질염에 대한 일반적인 상식과 증상, 예방 등에 대하여 알아야 한다. 임신 전후 및 임신 중의 전 기간에 걸쳐서 질염의 예방에는 무엇보다도 질의 청결을 꾸준히 유지하는 것이 가장 중요하다. 질 세정제나 비누 등으로 질 안을 세척하게 되면 질 안의 정상 산도가 유지될 수 없다. 즉 질의 자정작용이 깨어져 병원균이 번식하고 병적인 대하가 생기게 되므로 주의해야 한다.

가장 좋은 방법은 천연 자연 세정제인 미네랄 소금을 사용하는 것이다. 냉증이란 자율신경의 밸런스가 깨져 혈액순환이 안 되어 몸 일부분만 차가운 증상을 말하는데 대부분 이것이 원인이 되어 어깨 결림, 변비, 요통, 신경통, 거친 피부 등으로 나타나게 된다. 이럴 때에도 미네랄 소금물로 세정제를 대용하면 좋다. 여성의 성기에서는 항상 분비물이 나오는데 병적으로 분비물이 많이 흐르는 것을 대하라고 한다.

이는 지나친 성관계나 비정상적인 성행위, 임질균에 의한 요인 등에 의해 많이 발생된다. 이럴 때에도 미네랄 소금물로 세정제를 대용하면 좋다. 또한 하반신이 냉하여 자궁 질환 등에 시달리는 여성들에게는 미네랄 소금물 좌욕이 매우 효과적이다.

미네랄 소금은 부작용이 없는 최고의 세정제로 여성의 활력과 건강, 아름다움을 되찾게 한다. 가려움이나 악취를 제거하고 시원한 느낌을 주어 온종일 상쾌한 기분으로 지낼 수 있다.

소금과 머리 건강

우리 몸에서 계속 자라는 것은 머리카락과 수염, 손톱, 발톱 등이 있다. 머리카락 개수는 사람마다 다르지만, 평균적으로 8만~10만 개이며 하루에 보통 40~80개 정도가 빠진다. 나이가 들면서 대머리가 되는 이유는 젊었을 때보다 머리카락이 쉽게 빠지는 데 반해 새로운 머리카락은 잘 나지 않기 때문이다. 또한 새로운 머리카락이 난다고 해도 무척 가늘고 쉽게 빠지기 때문이다.

머리카락은 하루에 0.2~0.4㎜ 정도 자라 한 달이면 1㎝ 정도 자라나고, 각각 수명2~6년이 있어서 발모와 탈모를 반복한다. 머리카락이 자라는 속도는 시간대에 따라 다른데 오전 10~11시 사이와 오후 4~6시 사이에 가장 많이 자라고, 밤에는 잘 자라지 않는다. 머리카락은 우리 몸의 열이 머리를 통해 빠져나가는 것을 막아 우리 몸을 따뜻하게 해 주는 역할을 하며 충격으로부터 뇌를 보호해 주고, 뜨거운 직사광선을 막아 준다.

탈모를 방지하려면 평소에 너무 싱겁게 먹지 말고 미네랄 소금을 적정량 섭취하여야 한다. 미네랄 소금은 머리카락이 자라나는 영양분을 두피로 전달하는 수송의 역할을 한다. 꽃소금, 정제된 화학 소금을 먹으면 독이 된다.

· · · · · · · · · ·

** 소금으로 모발 관리하기 **

소금은 찌든 때를 말끔히 씻어내 건강한 모발을 만들어 줄 뿐만 아니라, 두피를 자극해 모공이 느슨해져서 일어나는 탈모를 예방한다. 또한 모공에 쌓인 지방을 제거하므로 모공이 막혀 일어나는 탈모에 아주 좋다. 비듬과 머릿속 피부병까지 효과가 있다. 구체적인 효과는 다음과 같다.

① 탈모예방 및 개선

탈모는 정신적 스트레스, 내분비 장애, 영양장애 등의 원인으로 발생한다. 소금물로 장 세척을 선행하는 것이 좋다. 비누로 두피와 모발을 깨끗이 세척한 후 양 손가락 끝에 소금을 묻혀 두피를 비비듯 마사지하고, 10여 분 후 따뜻한 물로 깨끗이 씻어준다. 마지막에는 찬물로 헹구는 것이 포인트로 찬물에 의해 지방이 응고되면서 머리카락에 보호막을 만들어 주기 때문이다. 린스를 할 필요는 없다. 헤어드라이어를 쓰지 말고 그냥 말린다_{비듬과} _{머릿속 피부병까지 효과가 있다.} 계속해서 일주일에 두 번 정도 장기간 사용하면 효과가 좋다.

② 탈발증 예방

큰 병을 앓고 난 후나 산후, 극도로 피로한 사람 등은 왕왕 머리카락이 빠지는 현상이 있다. 이럴 때 소금 한 줌을 물 한 되로 달여 반이 되면 이것을 머리카락이 빠진 자리에 잘 바르고 10여 분이 지나면 따뜻한 물로 씻는다. 이렇게 매일 아침저녁 두 번씩 약 보름 동안 계속하면 더 이상 머리카락이 빠지지 않는다.

③ 비듬 치료

비듬이 심한 사람은 세숫비누로 머리를 1~2회 감고, 탈모 예방법과 마찬가지로 소금으로 마사지해준다. 다른 방법으로는 소금 50% 액을 골고루 적신 후 5~6분 지난 뒤 씻어 주시면 개운해진다.

④ 머리카락, 두피의 노폐물 제거

머리 꼭대기와 항문 주변은 인체라는 화학 공장에서 나오는 노폐물의 종말 처리장이다. 머리카락은 불필요한 중금속을 여과한다. 소변과 땀으로 나오지 않는 카드뮴, 세렌, 동, 수은, 비소, 크롬 등의 중금속 공해 물질은 머리카락에 모여서 나온다. 머리카락이 없는 사람은 머리의 땀에서 나온다. 머리카락이 있는 곳, 있었던 곳이 특히 지방분과 땀이 잘 나온다. 이것을 화학약품과 헤어드라이어의 온풍으로 상처를 입히기 때문에 머리카락이 죽는 것이다.

⑤ 머리카락을 부드럽게 한다.

추울 때 머리카락은 잠을 잔다. 더울 때는 일어나고, 화가 나면 머리에 피가 올라가므로 머리카락이 일어나서 통풍을 좋게 하여 머리를 식게 한다. 머리가 차가워지면 마침내 화나는 마음도 가라앉고, 머리카락은 다시 잠을 잔다. 신경이 날카롭고, 예민하고, 완벽주의를 추구하는 사람은 머리카락이 솟구친다. 미네랄 소금물로 머리를 감으면 머리카락이 부드러워진다.

⑥ 탈모증의 심각한 사회현상을 해결한다.

정신적인 스트레스를 많이 받고 공해에 시달리는 현대인들에게 탈모 현상은 아주 빈번해졌다. '공짜 좋아하면 대머리 된다', '주변머리 없는 사람'옆머리가 없는 대머리, '속알머리 없는 사람'윗머리가 없는 대머리이라는 자극적인 농담이 자신의 일로 돌아오지 말라는 법은 없는 세상이 되었다. 또한 서구화된 기름진 음식 탓으로 젊은이들의 머리숱이 적어지고 있다.

비누, 샴푸로 씻으면 머리의 때는 떨어지지만, 머리카락을 축축하게 하고, 폐지와 땀, 유해중금속을 내보내는 모근의 피지의 출구를 막아서 기능을 저하시키게 된다. 중요한 논밭을 화학비료로 망쳐 버리는 것과 같다. 헤어드라이어를 사용하면 머리의 유지 피막을 무너뜨려 공해물질의 배출구를 막아서 지선의 압박에 의한 혈행장애를 일으켜 비듬이 생기고 머리카락을 손상시킨다. 미네랄 소금은 위의 문제를 해결해 주며 아름다운 머리를 유지케 해준다.

. . . .

소금과 고혈압

'고혈압' 하면 곧바로 소금을 떠올리는 세상이 되었다. 소금은 고혈압을 만드는 주범으로 알려졌고, 국가가 나서서 저염식을 강조하며 각종 매체를 통해서 저염식을 권장하고 있다. 일각에서는 고혈압 예방을 위해서 효소가 풍부한 김치, 된장, 젓갈류 등을 섭취하지 말라고 주장하고 있다. 심지어는 무염식을 하라고 주장하는 의사도 있는 세상이 되었다. 과연 이러한 주장은 생리학적으로, 또 과학적으로 맞는 주장일까? 언제부터 이런 주장이 시작되었을까?

소금이 고혈압을 유발한다는 그들의 주장은 "삼투압 작용으로 물이 혈관 속으로 들어와 혈관에 압력이 발생한다"라는 것이다. 이 주장을 자세히 살펴보면 고혈압 예방을 위해서는 생명의 근원인 물을 적게 섭취하라는 말과 다름없다. 이는 "물을 충분히 섭취해야 건강하다"라는 논리에 대치되는 주장이다. 소금은 섭취하지 않고 물만 많이 먹는다면 혈압이 높아진다. 물이나 소금을 먹어서 올라가는 혈압은 구조적인 혈압상승이 아니고, 일시적인 생리적 혈압상승 현상이다. 정상적인 생리 활동으로 체내에 남는 물은 소변이나 땀으로 자동으로 배출된다.

혈압은 하루에도 30~40mmHg 정도 올라다가 내려갔다 한다. 그래서 병원에서 하루에 여러 차례 혈압을 재는 것이다. 나트륨 1g소금 2.5g을 섭취하면 수축기혈압 0.9mmHg, 확장기혈압 0.4mmHg가 올라간다는 연구 발표동국대 심장혈관센터에 따르면, 세계보건기구WHO의 권장량5g보다 소금을 8g 더 섭취할 경우 이로 인해 높아지는 혈압은 3mmHg 정도다. 이는 사실상 무의미한 수치다. 따라서 소금 및 물 섭취로 인해 올라가는 혈압은 그 특성상 운동할 때 올라가는 혈압과 같은 생리적 혈압이며 전혀 문제가 되지 않는다는 것이다.

현재 과다한 소금 섭취로 인한 나트륨 섭취가 혈압을 상승시켜서 심혈관질환에 영향을 미치고 나아가 사망률에까지 영향을 미친다는 주장으로 세계보건기구는 나트륨 섭취량을 줄이기 위하여 1일 섭취량 상한을 설정하고 홍보하고 있는 실정이다. 그러나 지난 2010년 이후 나트륨 섭취량과 고혈압 유병률과의 상관관계가 구명되지 않았다고 보고하는 논문들이 나타나기 시작했다. 그리고 2013년 미국의 국립과학원 산하 의학

연구소IOM는 "인간을 대상으로 한 연구가 충분하지 않기 때문에 나트륨에 대한 1일 섭취량 상한을 설정할 수 없다"라고 종전의 입장을 바꾸었다.

미국 세인트루크 미드 아메리카 심장연구소와 몬티피오리 메디컬센터 연구팀은 "소금 섭취량을 줄임으로써 얻는 건강 효과는 이론의 여지가 있다"라며 "어떤 상황에서는 소금 섭취량을 줄이는 것이 건강에 이롭기보다는 오히려 해가 더 될 수 있다"라고 주장했다. 또한 "소금 섭취를 강제로 저지할 경우, 사람들이 역으로 당분 섭취를 늘리게 돼 당뇨병, 비만, 심혈관계 질환을 앓을 위험이 커지며 체내 염분 농도가 지나치게 낮아지면 혈액 속 지방량이 증가돼 신진대사 순환이 저해될 가능성이 크다"라고 말했다.

오히려 수치에 집착하면서 악순환이 반복되는 결과만 낳게 된다. 소금과 고혈압은 관련이 있다? NO! 소금 섭취량과 고혈압은 아무 관계가 없다는 결론이다.

원래 소금은 인체에 필수적인 미네랄 공급원이다. 그런데 화학 소금 정제염이 출현함으로 인체에 필요한 미네랄 성분이 전혀 없는 99.9%의 염화나트륨이 소금으로 둔갑해 버린 것이다. 바로 가짜 소금이 진짜 소금의 자리를 점령하게 되어 나트륨 과대 섭취 현상으로 다양한 질병을 유발하는 진범으로 몰리게 되었다. 나트륨은 혈압과 관련이 깊다. 우리가 섭취하는 나트륨은 음식을 조리하는 소금의 양보다 칼륨은 줄이고, 나트륨은 늘린 각종 가공식품을 통하여 더 많은 양을 섭취하고 있다.

따라서 과잉 섭취한 나트륨을 배출하여 몸의 균형을 유지해 주는 칼륨, 칼슘, 마그네슘 등이 함유된 진짜 소금을 섭취하는 습관을 지녀야 할 것이다. 미네랄이 풍부한 미네랄 소금은 강력한 고혈압 예방식품이다. 우리 인체가 원하는 0.9%의 생리식염수와 같은 염도를 유지하지 못하면 오히려 고혈압, 당뇨, 암 등 다양한 질병에 노출되게 된다.

질 좋은 미네랄 소금을 섭취하면 혈액이 맑아져 혈류가 개선되므로 산소공급이 용이해져 혈압이 낮아지고, 고지혈증이 되어 혈압이 높아지는 것을 예방한다. 그래서 고혈압 환자들은 스스로 치유하기 위해 본능적으로 짜게 먹으려고 하는데, 이를 강제로 막음으로써 고혈압 환자가 기하급수적으로 늘고 있다. 자신이 미네랄 소금을 적게 먹어 고혈압이 된 사람들이 방송이나 의학계의 잘못된 권고를 듣고 억지로 저염식을 하여 고혈압의 수렁에서 빠져나오지 못하고 있다.

이들이 주장하는 소금은 미네랄이 전혀 없는, 현재 우리의 식탁을 점령하고 있는 테이블 솔트인 염화나트륨만 있는 정제염 화학 소금이다. 그러므로 몸 안의 미네랄을 빼앗아 발생하는 문제임을 바로 알고, 무조건 소금을 적게 먹으라고 강조하는 것을 빨리 정정해야 한다. 특히 숲 전체를 보지 않고 나무만 가지고 산을 논하는 것은 매우 위험한 일인 것처럼, 단지 전문가의 말이라는 이유로 맹신하는 사람들도 자신의 건강을 위해 소금에 대해 올바른 정보를 갖고, 몸에 좋은 미네랄 소금을 충분히 섭취함으로써 고혈압의 위험으로부터 벗어나야 한다.

이제부터라도 소금섭취를 줄이라고 하는 가장 큰 이유를 제대로 알아야 한다. 소금 섭취가 혈압을 상승시킨다는 실험 결과는 모두 나트륨을 제외한 다른 종류로 미네랄이 거의 없는 정제염이나 암염 사용에 따른 것이다. 순수한 염화나트륨은 혈압을 올리는 데 관여하는 앤지오텐신 전환효소Angiotensin Converting Enzyme, ACE를 활성화시키는 것으로 알려져 있다. 그러나 칼륨, 칼슘, 마그네슘 등 여러 종류의 미네랄이 함유된 미네랄 소금은 혈압에 미치는 영향이 다르다는 사실이 밝혀지고 있다. 미네랄 소금에 함유된 다양한 미네랄은 혈압을 올리는 데 관여하는 나트륨의 배설을 촉진시켜 나트륨 과잉 문제를 해결하여 준다.

소금과 고혈압에 대한 결론은 미네랄 소금을 사용한 짠맛의 음식을 많이 먹으면 고혈압이 정상으로 된다는 사실이다. 소금이 몸속에 증가하면 물이 같이 있어야 하므로 일시적으로 수치상 혈압이 오른다. 그러다가 1주일에서 보름 정도 지나 몸이 물을 배출할 능력이 좋아지면 혈압이 정상으로 돌아가면서 고혈압이 치유되는 것이다. 자신의 입맛대로 미네랄 소금 짠맛을 즐기면 계속 신장, 방광이 좋아져 혈액이 깨끗해지고, 혈액순환이 원활해져 혈압이 정상화된다.

혈압약은 끊어야 좋다. 약을 상시 복용하는 것은 자연 치유력을 떨어뜨린다. 조석朝夕으로 미네랄 소금물을 마시는 습관을 지니면 고혈압과 당뇨를 자연적으로 개선시킬 수 있다. 이것이 바로 저비용 고효율 자연 순리 건강 비결인 것이다.

소금과 위암

한국인이 위암에 많이 걸리는 이유는 한국인은 체질적으로 비장과 위장이 약하기 때문이다. 그래서 비장, 위장이 약한 동양인이 강한 서양인들과 같이 음식을 폭식, 과식, 육식을 하게 되면 자연스레 위암 발생률이 높아지는 것이다. 따라서 불규칙한 식사, 야식, 폭식을 피하고, 또 스트레스를 적당히 받고 매일 미네랄 소금을 섭취하면 위염, 위장장애, 위암으로부터 벗어날 수 있다.

① 본초강목本草綱目에는 "소금은 달고 짜며 찬 것으로 독이 없다. 주 치료는 명치 아픈 것을 치료하고, 담과 위장의 열을 내리게 하고, 체한 것을 토하게 하며 설사하게 할 수도 있으며 지혈도 할 수 있다. 복통을 그치게 하고, 독기를 죽이며 뼛골을 튼튼하게 하는 작용을 한다. 살균 작용을 하고, 피부를 튼튼하게 하며 피부병을 치료하고, 위장을 튼튼하게 하고, 묵은 음식을 소화시킨다. 식욕을 촉진하고, 소화를 도우며 속이 답답한 것을 풀고, 뱃속의 덩어리를 터트리며 부패를 방지하고, 냄새를 없애며 온갖 상처에 살을 낳게 하고, 피부를 보호한다.

또한 대소변을 통하게 하며 오미五味를 증진시킨다. 이를 문지르고 눈을 씻으면 잔글씨를 보게 되며 해독하고, 피를 차게 하며 건조한 것을 윤택하게 한다"라고 했다.

② 허준의 동의보감東醫寶鑑에는 "본성이 따뜻하고, 맛이 짜며 독이 없다. 귀사鬼邪와 고사증蠱邪症, 독기를 다스리고 증오와 심통心通, 곽란과 심복心復의 급통急通과 하부下部의 익창을 고치고 흉중胸中의 담벽痰癖과 숙식宿食을 토吐하고, 오미五味를 돕는다"라고 했다.

③ 의학입문醫學入門에는 "소금은 위에 들어가는데 맛이 짜고 차다. 한기와 열기를 능히 제거하며 끈질긴 담을 토하게 한다. 심복통을 그치게 하며 고주와 익창을 죽이고, 치혈도 잘 마르게 한다"라고 했다.

④ 향약집성방鄕藥集成方에는 "소금은 맛이 짜고, 따뜻하며 독이 없다. 흉중胸中의 담벽痰癖을 토하게 하고, 심복心服의 급통急通을 그치게 하며 기골肌骨을 견고하게 한다. 기골風邪을 제거하고, 악물惡物을 토하거나 설사하게 하며 살충殺蟲하고, 눈을 밝게 하며 오장육부五臟六腑를 조화하고, 묵은 음식을 소화시키어 사람을 장건壯健하게 한다. 또 오미五味 중에 소금을 으뜸으로 치니 온 세상에 어느 곳인들 없으리오"라고 했다.

⑤ 이규경의 오주연문장전산고五洲衍文長箋散稿에는 "소금은 백미百味의 어른이다. 이것이 없으면 비脾 위胃를 진정하기 어렵고 기혈氣血을 도울 수 없다"라고 했다.

우리가 무기력하고 힘이 빠져 병원에 실려 가면 제일 먼저 취하는 응급처치가 인체 전해질이 떨어졌다고 하여 0.9% 소금물인 식염수 링거액을 놓아준다. 평상시 저염식을 하라고 하여 몸의 소금농도가 떨어졌기 때문이다. 인체의 염도 0.9%는 생명선이다. 0.9% 이하로 내려가게 되면 소화액 분비가 안 되어 소화가 되지 않는다. 옛날 민간요법에도 소화가 안 되면 소금물, 간장물, 된장물을 먹어서 소화시키곤 했다. 100% 순수한 미네랄 소금은 위장 관련 모든 장애를 해결해 준다.

소금과 당뇨

우리 몸에는 자연 치유력이 있다. 자연 치유력을 활발하게 작용할 수 있도록 하는 가장 좋은 방법은 신선한 공기, 알칼리미네랄 환원수소수, 적당한 햇빛 그리고 미네랄이 풍부한 미네랄 소금과 효소식품을 충분히 섭취하는 생활습관을 갖는 것이다. 그러나 대부분 자기 자신이 잘못된 생활습관을 하고 있다는 사실을 인지 못 하고 살아가다가 질병에 걸리게 되면 그제서야 식생활습관이 잘못되어 자연 치유력을 상실하고 있다는 사실을 알게 된다.

당뇨와 고혈압은 생활습관병의 주범들이다. 오백식품을 주로 섭취하고, 특히 저염식이나 미네랄이 없는 정제염 화학 소금을 과잉 섭취하여 발생하는 것이다. 그런데 우리는 고혈압과 당뇨 때문에 고생하시는 부모님을 챙긴답시고 신경 쓰면서 우리 몸에 필수 요소인 소금을 제한하는 오류를 범하고 있다.

자연 치유력을 향상시켜 우리의 몸을 정상적으로 생활 활동을 할 수 있게 하는 것은 바로 소금이다. 문제는 섭취하는 양과 어떤 소금을 먹느냐가 매우 중요한 포인트이다. 현재 식탁의 테이블 솔트 대신에 미네랄이 풍부한 천일염으로 바꿔야 한다. 단 천일염에도 불순물이 없어야 한다. 일반 소금이 아닌 천연 미네랄 소금으로 고혈압과 당뇨를 극복한 사례는 너무나 많다.

· · · · · · · · · ·

** 당뇨병이란 무엇인가? **

당뇨란 핏속에 당분을 닦아 내는 생리작용이다. 핏속에 당분이 많아지면 소변으로 배출하게 된다. 당뇨 자체는 병이 아니고 유익한 생리작용이다. 문제는 피에 당이 지속적으로 많이 있는 것이 병이다. 당뇨병은 체내의 인슐린 작용에 문제가 생겨 나타나는 병이다. 인슐린은 췌장에서 생산되는 호르몬으로 우리 몸의 세포가 인슐린을 인식하면 혈액 중에 있는 포도당을 세포 내로 들어가게 함으로써 혈액 중의 포도당, 즉 혈당을 떨어뜨리는 역할을 한다.

그러나 세포 내의 인슐린 신호 전달 과정에 장애가 생기는 경우 인슐린 호르몬이 충분히 분비되는 데도 세포가 인슐린을 인식하지 못하여 당뇨에 걸리게 된다. 정제염을 오래 섭취하면 인슐린 저항성이 먼저 나타나게 되고, 세포의 인슐린 민감도가 떨어져서 인슐린을 제대로 인식하지 못함으로 당뇨병으로 진행된다. 정제염 대신에 미네랄 소금을 섭취하게 되면 인슐린의 신호 전달과정이 복원돼 인슐린의 저항성이 없어진다.

당뇨병은 이처럼 인슐린이 부족하거나 제대로 작용하지 못하여 혈액 속의 혈당이 에너지로 이용되지 않고 혈액 속에 쌓여서 고혈당 증상을 나타내는 질환이다.

인체에서 스스로 인슐린이 분비되지 않는 것은 과잉된 당을 몸 밖으로 배설시키겠다는 자연스러운 생명 활동이다. 인체는 필요 이상의 당이 인체 속에서 작용되는 것을 막기 위해 스스로를 보호할 방법으로 인슐린을 분비하지 않고 필요 이상의 당을 소변으로 배출시키는 것이다. 당뇨가 나온다고 하여 인슐린을 과다 분비하는 약을 주어 필요 이상의 대사를 일으키게 되면 인체 스스로가 스스로를 회복하고 돌보는 자연 치유력이 약화된다.

이럴 때에는 미네랄 소금물을 아침저녁으로 마시는 습관을 갖는 것이 좋다. 오래된 당뇨라고 하더라도 미네랄 소금물과 효소를 충분히 섭취하면 과도한 약물 중독으로 기능을 상실하였던 자연 치유력이 회복되고, 당뇨 증상은 스스로 사라지게 된다.

당뇨는 자신의 몸과 마음을 닦는 정성이 모자란 사람에게

주는 자연의 가르침이다. 당뇨병은 당분은 많고 염분이 부족한 상태로 피가 혼탁해진 혈액병이다. 피의 성분은 공기, 물, 소금이므로 깨끗한 공기, 미네랄 물, 천연소금이 피를 맑게 해주는 것이다. 이제 당뇨약을 버리고 미네랄 소금으로 건강12088234를 달성해 보자.

소금과 비만

미국을 비롯해 전 세계적으로 현대인들은 비만과 전쟁을 선포하고, 급기야 OECD는 비만세 도입을 권고하고 있다. 우리나라의 비만 인구 비율은 지난 2014년 기준 31.5%에 이르고 있다. 현대 산업화, 기술화로 편리해진 생활환경으로 운동 부족과 패스트푸드, 가공식품, 지나친 육류 등 과다한 열량 섭취로 비만 증가의 속도는 더욱더 가속화되고 있다. 특히 성장호르몬제를 많이 투여하여 사육한 육류 및 우유 등을 주로 섭취하고 있는 초등학교 아이들의 비만은 장래를 어둡게 만들고 있다.

비만은 고혈압, 당뇨, 뇌졸중, 암, 심장질환, 고지혈증, 고관절염, 위장관 질환, 담낭질환, 불면증, 수면무호흡증, 중풍, 통풍, 정서장애, 소화 불량, 불임, 난소증후군, 갑상선 기능 저하 등 다양한 질병의 원흉이 되고 있다. 비만은 대사성 증후군의 질병으로 의학적으로 뿐만 아니라 사회적, 정신적 장애를 일으키고 있어 이에 대한 대책이 시급히 요청되고 있다.

비만을 치료하고 예방하려면 과식하는 습관을 고치고, 규칙적으로 올바른 균형 있는 식생활을 하고, 하루 30분 이상 규칙적으로 운동을 하도록 하여야 한다. 비만 치료의 기본은 약물에 의존해서는 안 되고, 생활습관을 바꾸는 것이 절대적이다. 특히 염화나트륨만 있는 정제염을 버리고, 미네랄이 풍부한 천연 미네랄 소금을 섭취하고, 운동을 통해 에너지 소비를 증가시키는 것이 비만 방지에 매우 효과적이다.

또한 운동할 때는 반드시 몸속의 영양소를 에너지로 바꿔줄 수 있는 전해질이 공급되어야 한다. 우리 몸의 대표적인 전해질이 미네랄이 풍부한 천연 미네랄 소금이다. 무조건 소금 섭취를 줄이라고 강요하는 것은 매우 위험한 발상이다. 몸에 좋은 미네랄 소금을 적당량 섭취하도록 권장하는 것이 지혜로운 생각이다.

비만에서 탈출하려면 다음 여섯 가지를 지켜야 한다.

① 당분이 많은 과자류와 빵, 사탕, 아이스크림, 스낵 과자 등 간식을 피하자.

② 농약을 치지 않은 신선한 채소, 과일을 적당히 섭취하자.

③ 미네랄 물을 하루에 2,000cc 정도 충분히 마시자. 생수에 미네랄 소금을 타서 마시면 더욱 효과적이다.

④ 식사를 천천히 하자. 음식을 빨리 먹게 되면 당연히 과식하게 된다.

⑤ 트랜스지방이 많은 피자, 햄버거, 치킨, 튀김, 라면 등 패스트푸드를 멀리하자.

⑥ 저염식보다는 미네랄이 풍부한 소금을 충분히 섭취하자. 저염식 다이어트는 생명을 크게 단축시킨다. 실제로 다이어트를 한다며 저염식 혹은 무염식을 하다가 실신하거나 쓰러지는 등 생명에 위협을 느끼고 다시 염분을 많이 섭취하여 건강을 회복한 다수의 사례가 '생로병사의 비밀'에 나온다. 저염식은 고혈압, 당뇨, 신장병 결석 등이 크게 높아진다소금 인체 효능과 질병 예방 효과는 소금 오해를 풀다.

. . . .

.. 미네랄 소금을 충분히 섭취하면 다이어트가 되는 이유 ..

첫째, 미네랄 소금을 섭취하면 물을 충분히 섭취하여 노폐물과 지방이 분해되고 배출하여 다이어트가 된다.

둘째, 미네랄 소금은 효소작용과 비타민의 활성화에 도움이 된다. 따라서 몸속에 지방을 소화분해 흡수하여 에너지로 사용하므로 건강한 다이어트가 된다. 미네랄 소금을 섭취하면 아무리 많이 먹어도 살이 안 찌는 체질이 된다.

셋째, 미네랄 소금은 혈중 중성지방을 분해, 배출하여 혈액 순환을 원활하게 하여 주어 건강한 다이어트가 되며 암의 예방에 큰 효과가 있다.

이처럼 미네랄 소금은 비만을 해결해 주는 자연의 선물이다. 미네랄 소금액으로 클린Clean과 해독Detox을 정기적으로 장 청소를 하면 변비가 해결되고, 위와 장이 깨끗해지고, 체지방이 배출되고, 간이 해독되며 피가 맑아져 면역력이 증강되어 건강한 체질이 될 수 있다.

··········

소금과 피부미용

클레오파트라와 양귀비가 소금으로 세수목욕를 했다는 것은 잘 알려진 이야기다. '미네랄 소금'은 피부의 생리 기능, 피부호흡을 바르게 하는 역할과 기능을 가지고 있다. 인체 내에 미네랄 소금이 부족하게 되면 신진대사가 약해지고, 소화 능력이 떨어지고, 근육이 수축하여 딱딱해지고, 권태감과 피로감을 쉽게 느끼게 되며 매사에 의욕을 잃기 쉽다. 또 오래된 세포의 교체가 늦어지므로 피부도 거칠어지고, 윤기가 없어진다.

모든 여성은 피부미용에 관심이 많다. 그러나 문제는 화장품 과용은 피부를 노화시키는 주범이라는 것이다. 영양 크림으로 모공을 막게 되면 피부의 피지 분비 기능은 퇴화된다. 피부가 호흡해야만 피부에 생기가 돈다. 취침 시간 동안만이라도 피부는 쉬어야 한다.

피부를 쉬게 하려면 클렌징이 중요한데 미네랄 소금만 한 것이 없다. 미네랄 소금은 지방분을 녹여 내는 효과가 있기 때문에 때가 잘 빠지면서 살결이 부드러워진다. 따뜻한 미네랄 소금물로 얼굴에 마사지하듯 부드럽게 바르고 3분 경과 후 세안한다. 피부가 심하게 약한 사람은 미네랄 소금물 농도를 낮춰야 한다. 미네랄 소금 팩은 혈액순환을 좋게 하고, 세포를 활성화시키는 작용이 있어 더욱더 피부 건강을 유지시켜준다.

여드름, 피부가려움증, 비듬, 무좀 등의 피부염증에도 미네랄 소금 마사지가 매우 효과적이다. 모든 피부염증은 체내의 미네랄 소금 부족으로 일어나는 현상이다. 그러므로 미네랄 소금을 이용하여 진한 소독과 마사지를 하고 섭취하면 막혀 있던 모세혈관이 뚫리고, 혈액순환이 원활해져서 염증이 사라지게 된다. 또한 목 결림, 어깨 결림, 냉증, 부인병, 피로 회복 등에도 매우 효과적이다.

· · · · · · · · · ·

٭٭ 피부미용을 위한 미네랄 소금의 다양한 사용법 ٭٭

① 여드름, 주름살, 기미 : 멜라토닌의 분비 저하, 영양 부족, 수면 부족, 피로나 병후, 출산 후에 특히 많이 나타난다. 먼저 장 세척을 한 후, 아침저녁 공복에 미네랄 소금물을 복용한다.

• 미네랄 소금물로 마사지한 후에 누워서 소금가루를 얼굴에 바르고 따끈한 수건으로 덮어 30~40분 찜질

후 그대로 잠을 잔다.

- 매일 미네랄 소금 세안을 하면 모공을 열어주어 여드름 방지에 효과가 크며 피부가 깨끗해지고, 탄력이 생기며 얼굴이 환해진다.

② 미네랄 소금 얼굴 마사지 : 미네랄 소금으로 얼굴을 마사지하면 모공 속의 노폐물이 녹아 나와서 피부가 깨끗해진다. 안데스미네랄핑크 소금은 84종의 미네랄을 함유하고 있어 인체에 필요한 미네랄을 보충하여 준다. 얼굴을 씻은 후 젖은 손바닥에 미네랄 소금을 적당히 부은 후 손가락으로 부드럽게 얼굴을 마사지 해준다.

③ 미네랄 소금 냉찜질 : 여름철 갑자기 생긴 피부 트러블 부위에 미네랄 소금 약간을 찬물에 녹여 가제나 솜에 적셔 얹고, 팩을 하면 빨리 가라앉는다.

④ 각질 제거 : 미네랄 소금은 단백질과 지방의 분해 효과가 뛰어나기 때문에 각질 제거 효과가 크다. 일단 미지근한 물에 비누로 씻은 후 따뜻한 미네랄 소금물에 1시간 정도 발을 담근다. 담근 발은 밖으로 빼지 않도록 한다. 그 후 미네랄 소금으로 각질 부위에 시계방향으로 3~5분 동안 문질러 준 다음 더운물로 한 번 더 씻어 내고, 마지막으로 찬물로 헹군다. 샤워한 후 1갤론3.79ℓ 물에 2티스푼의 미네랄 소금을 탄다. 15~20분 동안 담근 후 마른 수건으로 닦아낸다. 비누나 린스를 사용하지 않는다.

⑤ 피부 노화 방지 및 비만 해결 : 우선 미네랄 소금물 장 청소로 숙변을 완전히 제거한다.당일 숙변이 제거되지 않는 경우 될 때까지 계속 연속해서 2~3번 시도해야 한다. 1개월 정도의 주기로 연 4회 장 세척을 하고, 매일 아침저녁으로 미네랄 소금물을 복용하면 점차 배의 지방질이 분해되어 비만이 사라지며 노화를 방지한다.

⑥ 군살제거 및 체중조절 : 미네랄 소금으로 온몸을 마사지 해주고 목욕을 하면 몸속의 노폐물이 빠져나가 자연스럽게 체중이 감량되고, 피부도 깨끗하고, 매끄러워진다. 특히 삼투압 작용으로 수분을 배출시킴으로 체내에 쌓여있는 군살제거에 효과가 높다. 또한 허벅지와 뱃살 부분을 집중적으로 3주 정도 마사지하면 체중조절에 좋다.

미네랄 소금 목욕 다이어트 시 유의사항으로는 몸을 따뜻하게 한 후에 젖은 상태에서 미네랄 소금을 발라주는 것이 좋다. 지압을 하거나 따뜻한 타월을 덮으면 흡수율을 더욱 높일 수 있다. 미네랄 소금을 바른 후 10분 정도 지난 다음 샤워를 하거나 물을 끼얹어 씻어 내고, 한 번 더 몸을 따스하게 하는 것이 좋다.

. . . .

소금과 독소 제거

'의학의 아버지'로 불리는 히포크라테스는 많은 질병이 독소로부터 온다고 했다. 실제로 체내 독소는 우리 몸의 여러 부위에 이상을 일으키는 것으로 알려져 있다. 따라서 건강을 유지하려면 인체 내에 축적된 독소를 제거하여야 한다. 바로 해독디톡스, detoxification을 하여야 한다.

오염범람 시대를 살아가고 있는 현대인들의 최우선 과제는 무엇일까? 미세먼지, 방사능, 중금속, 환경호르몬, 화학첨가물, 전자파 등으로 우리 몸에 계속 쌓여가고 있는 독소를 빼내고 해독하는 디톡스가 최우선과제가 되었다. 최근에는 비만의 심각한 문제로 디톡스가 다이어트 요법으로도 많이 이용되고 있다. 그렇다면 가장 좋은 디톡스 방법은 무엇일까?

생명의 3대 에너지원은 공기산소와 물과 소금으로 우리의 몸의 70%는 산소와 물과 소금으로 구성되어 있다. 생명을 잉태하는 자궁 속의 양수羊水는 산소와 맑은 소금물로 되어 있으며 또한 혈액과 체액에도 산소와 물과 미네랄 소금으로 구성되어 있다. 따라서 미네랄 소금이 부족하게 되면 혈액이 혼탁해지고, 장기가 제 기능을 발휘하지 못하게 된다.

바닷물이 썩지 않는 것처럼 미네랄 소금은 엄청난 힘으로 몸 안의 각종 노폐물과 불순물을 끌어당겨 피와 몸을 정화시켜 인체의 모든 기능을 원활하게 하는 필수 물질이다. 신선한 공기를 호흡하고, 깨끗한 물을 마셔야 한다는 것에 대해서는 모두 이견이 없다. 그러나 미네랄이 제거된 흰 소금 정제염이 등장한 이후로 화학 소금이 식탁을 점령한 결과 고혈압을 일으키는 주범이라는 사실이 밝혀지기 시작함으로 소금의 진정한 자리를 잃게 되어 버렸다.

화학물질인 흰 소금과 미네랄 소금은 같은 소금이 아니다. 인류의 탄생과 함께한 천연 미네랄 소금이 아닌 인위적인 몸을 해치는 정제염은 진짜 소금이 아니다. 가짜 소금 때문에 진짜 소금이 오해를 받고 있으며 이로 인해 고혈압, 당뇨, 암 등 각종 질병으로 고통을 받고 살아가고 있다. 그래서 누명을 쓴 '소금'이라는 표현을 하지 않고, '미네랄' 또는 '미네랄 소금'이라는 표현을 하라고 강조한다.

미네랄 소금은 생명 활동의 근원으로 몸의 순환을 빠르게 하여 활동성을 증가시켜 준다. 신진대사를 촉진하고, 혈관을 깨끗하게 청소해 주며 적혈구의 생성을 도와주고, 체액의 균형을 유지시켜주며 해열작용과 지혈 작용을 하고, 세포의 재생에도 관여한다. 성격과 습관에도 영향을 주어 사회적 인격에도 근본적인 영향을 미친다. 체내 독을 제거하는 디톡스 방법으로 다양한 방법이 있지만, 평소 체내의 노폐물과 독소를 제거하며 건강을 유지하기 위해서는 항상 미네랄 소금물을 충분히 마시는 것이 가장 바람직하고 자연 순리적인 디톡스 방법이다.

미네랄 소금은 불순물을 제거하고, 살균, 해독, 소독, 소염, 정화 작용을 하여 혈액과 몸을 깨끗하게 해준다. 특히 우주의 정기를 듬뿍 받고 있는 안데스미네랄핑크 소금은 인체의 구성 요소인 84종의 미네랄을 함유하고 있어, 일반소금천일염 · 맛소금 · 꽃소금 · 가공염 · 정제염 등과는 달리, 간수염화마그네슘 · 황산마그네슘 · 브롬화 마그네슘 · 황산 가스 · 중금속 등 몸에 해로운 물질이 없는 자연 소금100% pure natural으로써 몸을 따뜻하게 하고, 체내독소와 노폐물 제거에 효과가 있으며 면역력을 증강시켜준다.

미네랄이 제거된 정제염은 천일염자연염을 정제하여 99.8% 이상의 순 염화나트륨인 화학물질로 인체 내의 미네랄 불균형을 유발시킨다. 미네랄이 함유된 링거액생리식염수 염도 0.9%은 다 죽어가는 환자에게 활력을 찾아 준다. 그래서 응급환자와 병원에 입원한 중환자들의 대부분이 링거액을 투여 받고 있는 것이다. 따라서 우리가 평소 다양한 미네랄이 함유된 미네랄 소금을 섭취한다면 응급실에 실려 갈 일이 발생하지 않을 것이라는 중요한 사실을 알 수 있다. 미네랄 소금은 때로는 죽어가는 사람을 기사회생시키는 산삼보다 귀한 약이라고 볼 수 있다.

우리 몸에 염분이 부족하게 되면 배탈이 쉽게 나기도 하고, 세균이 증식하고 염증炎症이 생기게 되어 결국 모든 암癌을 일으키는 원인이 되는 것이다. 우리 몸에서 암에 걸리지 않는 유일한 장기는 심장이다. 심장은 염통이라고 부른다. 소금통, 즉 '염鹽통' 이라 불리는 심장은 염분 농도가 높아 살균작용이 강해 암세포가 자랄 수가 없다.

이처럼 미네랄 소금은 암을 예방하는 데 필수 요소인 것이다. 미네랄이 제거된 정제염을 계속해서 먹을 경우, 신체기능을 완전히 마비시킬 수도 있으므로 우리가 매일 섭취하는 소금은 반드시 미네랄이 풍부한 불순물이 제거된 좋은 자연염을 섭취하여야 한다. 각종 오염물질, 중금속, 간수, 비소 등 불순물이 완전히 제거되어 인체에 유익한 미네랄을 풍부하게 포함된 소금은 체내의 독소를 제거하고, 면역력을 높이는 청혈제로 모든 병을 치료하고 예방하는 데 매우 강력한 효과를 나타낸다.

일본 후쿠시마 원전 사고가 발생하자 중국에서는 소금 품귀 현상과 사재기 현상이 발생, 10배 이상 가격이 오른 사실은 모두 아는 바이다. 이는 천일염의 미네랄이 방사능 해독에 효과가 있다는 소문 때문이었다. 각종 오염이 난무한 시대에 미네랄 소금의 중요성이 더욱 확산되고 있다.

미네랄 소금을 적당하게 물에 풀어서 매일 마시고, 반찬을 만들 때나 밥을 지을 때 사용하여 섭취하고, 해독영양소인 효소, 식초, 구연산, 섬유질, 비타민의 섭취를 늘리고, 해독식품인 함초, 바지락, 재첩, 꼬막, 다슬기, 흑마늘, 황태, 생강, 비트, 양배추, 석류, 레몬. 녹차, 녹색 채소 등을 평소 충분히 섭취하며 규칙적인 활동으로 체온을 따뜻하게 유지하면 체내의 독소가 사라져 건강을 유지할 수 있다.

미네랄 소금 건강 장수법

지금 소금, 무엇이 문제인가? 여러 차례 반복해서 설명한 바와 같이 미네랄이 없는 정제된 염화나트륨이 등장하면서 나트륨 과다섭취가 건강에 해롭다는 일방적인 주장들이 문제가 된 것임을 알아야 한다. 나무만 보고 숲을 볼 줄 모르는 한쪽에 치우친 견해이다. 미네랄이 풍부한 미네랄 소금은 최고의 장수식품으로, 인공적인 화학 소금이 아닌 장인정신의 미네랄 소금 Artisian Mineral Salt을 섭취하면 장수할 수 있다.

미네랄 소금이 장수에 필수 식품인 이유를 다시 살펴보자.

① 체액을 충분히 보유한다. 미네랄 소금과 함께 물을 섭취하면 전해질 농도가 깨지지 않아 체내에 물을 충분히 보유할 수 있다. 물은 생명의 근원으로 인간은 거의 물로 태어나서 물을 잃어가면서 죽는다. 따라서 건강하게 장수하려면 물을 충분히 마시고 보유해야 한다. 미네랄 소금은 물을 보유하므로 산소와 영양공급 등 수백 가지가 넘는 물의 기능이 활성화되어 하여 장수에 도움이 된다.

② 지방을 분해하여 혈류를 개선시킨다. 미네랄 소금은 지방을 흡착 배설하여 중성지방을 줄이는 효과가 있다. 혈류가 개선되어 세포에 산소공급이 원활해지므로 고지혈증을 해소하고, 혈류가 개선되어 암을 예방하며 무병장수할 수 있다.

③ 중금속 흡착 배출로 면역력을 향상시킨다. 체내에 중금

속이 쌓이면 활성산소가 발생되어 면역력이 저하된다. 미네랄 소금은 중금속 흡착 및 배출하며 해독을 함으로 면역기능이 향상된다. 미네랄 소금을 섭취하면 체내 중금속인 납, 수은, 카드뮴, 비소, 환경호르몬, 농약 성분 등을 흡착하여 소변이나 땀으로 배출함으로 체내 활성산소를 줄여준다. 미네랄 소금의 강력한 살균력은 몸속의 세균과 바이러스를 무력화시켜 암, 염증, 몸살감기 등 다양한 질병을 예방하여 장수할 수 있다.

④ 체내의 대사물질을 환원한다. 우리 몸이 건강해지려면 약알칼리성pH 7.4체질을 유지하여야 한다. 그런데 우리가 섭취하는 음식들은 대부분이 산성식품으로 세포의 불포화막을 산화시켜 산소 흡수를 방해하고, 혈류에 장애가 발생하여 각종 질병에 노출되게 된다. 미네랄 소금은 알칼리성 물질로 강력한 환원력을 갖고 있어서 세포막이나 대사물질을 환원하여 혈류가 개선되어 본래의 건강한 상태로 장수할 수 있다. 미네랄 소금물을 마시면 알칼리환원수가 되어 산성 체질을 약알칼리 체질로 만들어 장수할 수 있다.

⑤ 장수마을 노인들의 밥상은 대부분 김치, 된장국 등 아주 짠 염장식품으로 차려진다. 장수의 근원은 효소Enzyme가 풍부한 발효식품이라는 점도 있지만, 본질은 염장식품 속에 들어있는 풍부한 미네랄이다. 소금을 전혀물고기의 염분만 섭취 먹지 않

는 에스키모인의 평균 연령이 40세로 수명이 가장 짧은 이유는 무엇일까? 염분을 적게 섭취할수록 수명이 단축되며 미네랄 염분을 충분히 섭취하는 마을은 장수한다.

⑥ 아인슈타인 의과대학의 마이클 올더먼 박사는 소금을 하루 1,000mg을 더 섭취하면 사망률이 10%씩 감소한다고 밝혔다.

⑦ 미국 의학저널에서는 저염식을 할 경우 심혈관계 등 모든 질병에서 사망률이 크게 높아진다는 사실을 발표하며 좋은 소금을 적게 먹는 것은 해롭다고 밝혔다.

⑧ 미네랄 소금은 고혈압뿐만 아니라 암을 예방하는데 매우 중요한 식품이다. 그러나 소금에 대한 오해로 인해 소금섭취를 무작정 줄이라고 하고, 이를 맹신하며 따른 결과 고혈압, 암과 같이 체내 산소 부족 현상을 겪고 있는 환자에게는 더욱 치명적으로 되고 있다.

⑨ 미네랄 소금은 음식의 맛을 돋우며 우리 몸에 없어서는 안 될 필수 영양 성분이다. 그러나 미네랄 소금의 짠맛이 아닌 나트륨 성분이 가득한 화학 소금을 먹으면 혈관은 나트륨을 저장하게 되고, 혈관을 수축시켜 고혈압을 유발시킨다.

⑩ 미네랄이 풍부한 좋은 소금을 먹으면 국민건강보험료를 절반 이하로 줄일 수 있다. 그러나 미네랄 소금을 먹으면 질병이 감소하고, 환자 수가 줄게 되어 의약산업에 상당한 타격을 주게 되므로 좋은 소금을 먹으라는 홍보를 하지 못하게 하고 있다는 설도 있다.

03
건강을 실천하는 삶

대부분의 사람은 짜게 먹으면 건강에 좋지 않다고 생각하고 있다. 그러나 실제로 싱겁게 먹는 사람들이 건강이 좋지 않다. 짜게 먹으면 갈증이 느껴져 물을 마시게 된다. 과학적으로 소금을 먹은 만큼 나타나는 갈증에 따라 물을 잘 마시면 소금과 물의 균형이 맞게 되고, 인체는 생명의 근원인 물이 충만해져 건강해지는 것이다.

소금은 체내 수분을 조절하는 매우 중요한 물질이다. 소금 섭취가 적어 물을 적게 마셨던 사람은 물을 더 마시게 하고, 소금보다 물을 많이 마셨던 사람은 물을 덜 마시게 한다. 건강한 사람은 다른 사람에 비해 체내 나트륨이 충분한 사람이다. 사람은 소금을 안 먹고는 살 수가 없다.

짜게 먹으면 암, 중풍, 당뇨, 고혈압 등 질병의 원인이라고 하지만, 그런 근거는 어디에도 없다. 단적으로 싱겁게 먹어서 병을 고치거나 암을 고친 사실은 없다. 또한 짜게 먹는 것도 지혜가 있어야지 무턱대고 짜게 먹는다면 건강을 잃을 수도 있다. 미네랄이 풍부한 소금을 먹으면 모두가 건강해져서 국민건강보험료가 지금의 절반으로 줄어들겠지만, 기존 의약산업이 붕괴할 수도 있다.

병원을 포기한 사람들

물을 많이 먹고, 소금물을 먹으면 대부분의 병이 다 낫는다고 한다. 또 손가락과 발가락에 피를 빼라고도 한다. 일반적으로 물을 먹어야 한다는 것은 사실이다. 그러나 사람에 따라서는 물을 많이 먹으면 배설에 문제가 생겨 수독증水毒症이 생길 수도 있다. 소금은 권장량보다 많이 먹으라고 한다. 소금을 적게 먹어서 병이 생겼다고 한다. 이전에 소금물을 마시고, 위암 수술을 받는 사람을 보았다. 함부로 따라 해서는 안 된다. 숙변은 채소와 과일에 많이 있는 섬유질을 많이 먹으면 빠져나온다. 금식하고 물을 먹으면 숙변이 나온다.

우리 민족은 그동안 물과 소금에 대해 너무나 잘못 들어 왔다. 소금은 위험하니 될 수 있는 대로 소금을 피하라는 의사들의 말은 국민을 저염 상태로 빠지게 하여 각종 성인병을 오히려 증가하게 만들었다. 소, 돼지, 닭에게 물을 줄 때 소금을 타서 마시게 하듯이 사람도 물을 마실 때 소금을 조금 타서 마시면 병원에서 포기한 환자들도 건강을 회복할 수 있다.

소금 건강 회복사례

1992년 선경그룹^현 SK그룹 임원으로 재직 시 모 임원의 부인이 오랫동안 병원에 입원해 있는데 식사는 물론 물도 제대로 마시지 못해 저체중이 되었고, 혈관도 찾기 어려워 영양주사도 맞지 못한다는 말을 듣고 생수에 미네랄 소금을 희석한 미네랄 소금물을 수시로 마시도록 권고하였다. 2개월 후 처녀처럼 화색이 돌고, 건강을 회복하여 결혼식장에 화사한 모습으로 나타나 미네랄 소금물이 그렇게 효능이 있는지 새삼 놀랐다.

우리 몸의 70%가 물이라고 한다. 그런데 물을 마시지 못해 체내 물이 부족하면 어떻게 되겠는가? 화초가 시들 듯이 비실비실해질 수밖에 없다. 급기야 말라 죽게 된다. 대부분 물을 충분히 먹을 수 없는 원인은 저염식 때문이다. 그런데 많은 사람들이 '짜게 먹으면 고혈압과 같은 성인병에 걸린다'라는 말에 마음이 걸려 짜게 먹는 것을 주저하고, 결국 병약한 생활을 하고 있어 매우 안타깝다.

물을 마시기 어려운 환자가 혈압이 높아지는 한이 있어도 소금을 먹기로 결정하고, 미네랄 소금을 한 숟가락 입안에 털어 넣었더니 그렇게도 먹기 힘들었던 물 몇 컵이 순식간에 목으로 술술 넘어갔다. 물 2ℓ를 마실 때까지 소금을 먹었는데 처음에는 별다른 이상이 없었다. 물이 잘 넘어간다는 사실에 고

무되어 소금과 물을 계속 먹을 수 있었다. 그런 후 10분 정도 지나자 이상 반응이 일어났다. 뱃속에서 전쟁 소리가 들리며 극심한 설사가 시작되어 여러 차례 설사를 하며 매우 많은 양의 새까만 찌꺼기숙변들이 쏟아져 나왔다.

뭔가 조짐이 좋다는 생각을 하면서 계속하여 미네랄 소금물 마시기를 3일을 하였더니 누런 물이 수십 차례 나오다가 나중에는 투명한 소금물이 나오고, 부기가 빠지기 시작하면서 몸무게가 정상으로 돌아오고, 신기하게 왼쪽 팔의 통증도 상당히 완화되었으며 혈압도 정상화되었다고 한다.

몸이 붓고 피하지방이 단단하게 굳었던 이유는 스테로이드나 진통제로 인해 과산화지질산화 LDL이 형성되어 혈관을 막아서 발생한 문제였다. 그로 인해 세포에 산소가 충분히 공급되지 않았기 때문에 통증이 나타난 것이다. 그러나 미네랄 소금물을 섭취하자 소금의 강력한 항산화 작용으로 혈류가 개선되어 통증은 물론 혈압도 정상화된 것이다.

의학계에서 소금을 고혈압의 주범이라고 말하는 것은 전혀 사실이 아니다. 미네랄 소금은 고혈압을 치료하는 아주 훌륭한 식품인 것이다. 소금을 섭취하면 물을 많이 섭취함으로 혈류를 개선하여 세포에 산소공급이 원활하게 해준다. 따라서 혈압이 낮아진다.

2010년 1월 11일, MBC 프라임의 방송내용을 보면, 2008년 상파울루 의대 니칸다케네 교수팀이 고혈압 환자에게 소금을 권장량 이하3g로 섭취했더니 지방과 지단백질이 혈관에 침착하여 고지혈증을 일으킨다고 보고한 바 있다. 또 일반 물만 섭취한 실험군에 비해 소금물을 섭취한 실험군에서 중성지질이 훨씬 낮아진 것을 밝혀냈다. 나트륨은 지방을 원활하게 운반해 주는 역할을 하는데, 소금의 양이 부족하면 고지혈 등으로 고혈압이 될 수 있다는 중요한 이론이다.

오리고기 요리사 중에는 오리고기 지방에 소금을 뿌려두면 저지방으로 섭취할 수가 있다고 설명한다. 생선의 기름을 빼는 데도 소금이 사용된다. 소금이 지방을 흡착하는 기능을 활용하는 것이다. 이를 역으로 생각하면 소금을 적게 섭취하면 고콜레스테롤과 고지혈증으로 인해 혈액순환을 방해하기 때문에 결국 혈압이 높아지는 것이다. 중금속을 제거한 순수한 미네랄 소금을 섭취하면 몸속의 중금속을 흡착하여 소변이나 땀으로 배설한다. 그 결과 적혈구 용적률을 높여 혈압을 내리는 효과가 있는 것이다.

04
올바른 소금 사용법

주방의 오랜 터줏대감이자 음식 맛을 결정짓는 조미료, 특히 한국 음식에서 절대 빠져선 안 되는 것이 소금이다. 최근 나트륨 과다섭취 때문에 좀 적게 먹어야겠다 싶지만, 없으면 입맛이 허전해진다. 인류와 가장 오랜 시간을 해온 조미료는 소금으로 기원전 6천 년 경부터 썼으며 동서양을 막론하고 부와 권력의 상징이었다. 과거에는 단순히 바닷물을 증발시킨 천일염으로 조리에 즐겼다면, 최근에 소금의 종류는 정말 다양하고 복잡하다. 또한 소금의 종류에 따라 사용하는 방법도 다양하다. 따라서 소금을 제대로 사용하는 방법을 알아야 한다.

요즘 과도한 나트륨 섭취를 줄이기 위해 다양한 저나트륨 소금이 등장했다. 함초 소금, 새송이버섯 소금, 깻잎 소금 녹차 소금, 송화 소금 등이 있다. 그러나 많은 가공 소금의 원료가 국내산 천일염이 아니라 미네랄 성분이 거의 없는 수입염을 사용하고 있어 이에 대한 확인을 반드시 하고 사용하여야 한다.

따라서 자연이 준 귀한 선물인 소금을 제대로 알고 현명하게 사용하는 지혜를 가져야 할 것이다. 미네랄이 풍부한 천일염, 황토염, 죽염, 히말라야 핑크소금, 안데스미네랄핑크 소금을 알면 건강하고 행복해질 수 있다.

미네랄 부족 시대

우리는 미네랄 부족 시대를 살아가고 있다. 현대의학이 아무리 발전했어도 현대병을 고칠 수 없는 이유는, 바로 심각한 미네랄 부족 때문이다. 이에 대한 과학적, 학술적, 권위적인 근거는 미 국회 상원문서 264호와 미상원영영평가보고서에 소상히 밝혀져 있다.

오늘날 우리들 대부분은 위험할 정도로 식품의 영양소 부족 현상을 겪고 있는데, 이는 우리의 식품이 생산되는 농토에 영양소가 고갈되어 미네랄의 적정 균형을 갖추기 전까지는 영양소 부족 현상이 해결될 수가 없다는 사실이다. 더욱 놀라운 사실은 현재 수백만 에이커에서 경작되는 식품, 즉 과일, 채소, 곡식 등에는 필요한 미네랄이 더 이상 충분히 들어있지 않으므로 아무리 먹는다고 해도 우리는 영양부족 상태가 된다.

사실, 식품에 함유된 미네랄의 중요성에 관한 인식은 영양학 교과서에도 거의 기술되지 않을 만큼 새로운 것이다. 그러나 이는 우리 모두와 관계된 일이며 나아가 더 깊이 연구를 할수록 더욱 놀라운 사실을 알게 된다. 오늘날 이상적인 건강을 위해 인체에 필요한 영양소를 함유한 과일이나 채소를 충분히 먹을 수 있는 사람은 아무도 없다. 관계 당국에 따르면 미국 사람들의 99%가 미네랄이 부족한 상태이며, 중요 미네랄 중 어느 하나라도 부족하게 되면 실제로 질병을 일으킨다는 것이다.

극히 미량이 필요한 어느 한 성분이라도 균형이 깨지거나 상당량이 결핍되면 질병을 일으키며 고통을 주고, 생명을 단축시킨다. 또한 미네랄이 없으면 효소작용을 할 수 없으며 비타민도 쓸모가 없어 질병을 유발한다.

잠을 자도 피곤하고, 머리가 띵하고, 눈 주변이 자꾸 떨리고, 근육이 뭉치고, 피부가 자꾸 거칠어지고, 무기력해지고, 우울하며 스트레스를 쉽게 받는 등 원인을 알 수 없어서 무심코 넘겼던 건강 이상 징후들은 병원에 가도 "신경성입니다" 또는 "스트레스성입니다"로 말하는 수많은 증상이 바로 미네랄 부족 현상이다. 미네랄의 중요성은 전 세계적인 현상으로 세계보건기구WHO와 국제연합식량농업기구FAO에선 1973년부터 1988, 1996, 2004년에 〈Vitamin & Mineral Requirements in Human nutrition〉에 대해 발표를 했다. 또한 2004년 유니세프에서 발표한 세계영양보고서에 따르면 전 세계 인구의 3분의 1이 미네랄 결핍을 겪고 있다고 한다. 영양 과잉 시대에 살고 있는 현대인에게 미네랄 결핍이라는 아이러니한 상황인 것이다.

이처럼 우리 인체에 필수 요소인 미네랄을 어디서, 어떻게 섭취해야 질병으로부터 벗어날 수 있을까? 가장 현명한 방법은 미네랄이 풍부한 우리나라 서해안 갯벌 천일염, 황토소금, 죽염, 안데스미네랄핑크 소금을 섭취하는 것이다.

물과 소금

우리 몸의 70%는 소금과 물로 구성되어 있으며 물과 소금의 적절한 조화를 이루어야 건강한 체질을 유지할 수 있다. 물과 소금의 특성은 다르지만, 물과 소금은 건강을 지키는 핵심이다. 소금은 천혜 영양제로 소금과 물을 바로 알면 건강12088234를 달성할 수 있다. 그러나 물과 소금을 제대로 잘 알고 섭취하는 것이 중요하다. 화학 소금이 아니라 미네랄이 균형 있게 함유된 생명의 소금을 섭취하여야 하고, 약알칼리성의 미네랄 물을 마셔야 한다. 무조건 소금 섭취를 줄이고 물만 많이 마시는 것은 바람직하지 못하다. 너무 짜게 먹거나 물을 한꺼번에 많이 마시는 것도 좋지 않다.

그렇다면 인체가 물 또는 소금을 많이 먹었을 때 어떤 반응과 현상들이 나타나는지를 알아보자.

· · · · · · · · · ·

✲✲ 저염식을 하고 물을 많이 마실 때 ✲✲

실제로 물만 일시적으로 많이 먹기는 매우 어렵다. 이유는 인체에 소금이 부족한 상태에서 물을 많이 먹으면 전해질 농도가 낮아져 인체가 잘 받아들이지 않기 때문이다. 많은 사람이 물이 좋다는 것을 알고 물을 먹기 위해 노력하지만, 실패하는 이유는 바로 저염식을 하기 때문이다. 이런 사람들은 피로하고, 몸이 무겁고, 무기력증이 있고, 건강이 심히 안 좋은 것을 알 수가 있다. 몸에 물이 없고, 따라서 배설

할 물이 없으니 몸속에 노폐물이 많이 쌓여있으며 적혈구 용적률이 낮아 산소공급도 잘 안 된다.

자신이 물을 많이 섭취하고 싶은데 잘 안 먹히는 사람들은 혹시 자신이 지나친 저염식을 하고 있는지 체크 해보아야 한다. 저염식을 할 경우도 그렇고, 억지로 물을 많이 섭취 했다고 하더라도 대부분의 물을 빨리 몸 밖으로 내보낸다. 전해질 농도를 맞추려는 자연스러운 생명현상이다. 짠 것을 먹으면 몸은 자연적으로 싱거운 음식과 물을 섭취하여 체액의 농도인 0.9%를 유지하려고 한다.

⁑ 소금 섭취량을 늘릴 경우 ⁑

소금 섭취량을 늘린다면 어떤 일이 벌어질까? 예를 들어 소금섭취량을 현재 성인의 평균섭취량의 두 배 정도로 늘릴 경우 전해질 농도가 높아지게 된다. 이런 경우 전해질 농도를 맞추기 위해서 물을 두 배 정도 먹어야 한다. 따라서 실제 소금을 많이 섭취하면 몸 안의 체액의 염도 0.9%를 유지하기 위해 물을 안 먹을 수가 없다. 바다에서 목마르다고 바닷물염도 3~3.5%을 먹을 수는 없는 것이다.

우리나라 대표적 장수마을로 알려진 전라남도 구례 노인들의 밥상은 대부분 아주 짠 염장식품으로 차려져 있지만, 인체의 항상성에 의해 짜게 먹은 만큼 물을 많이 섭취했기 때문에 장수의 복을 누리고 있다. 미네랄 소금을 더 섭취하면 물의 양으로 인해 일시적으로 혈압은 오르지만, 오히려 혈액이 묽어져 산소공급에 도움이 되고, 물과 소금이 배출할 때 노폐물도 함께 배출함으로 피가 맑아져 적혈구 용적률을 높이기 때문에 구조적으로 혈압이 낮아지고, 정상혈압 유지에 도움이 된다.

✲✲ 미네랄 소금물을 마시자 ✲✲
- 미네랄 물이 체질을 변화시킨다.

인체에 꼭 필요한 미네랄은 외부에서 섭취하여야 하는데 가장 좋은 방법은 바로 미네랄 소금물을 마시는 것이다. 음료수는 첨가제가 들어 있어 좋은 물이 아니다. 좋은 물은 가공하지 않고, 끓이지 않은 물로 몸이 스스로 건강해지려고 하는 능력을 지니고 있는 미네랄을 균형 있게 함유한 물을 말한다. 질병이 없는데도 소변이 노랗게 되는 것과 과음 후 두통이 오는 것도 모두 수분부족이 원인이다.

운동 후 물을 많이 마시면 피로가 빨리 풀리는 것도 물의 미네랄 작용이므로 물의 공급에 있어서 양적인 공급뿐만 아니라 몸속의 화학물질과 독소를 제거할 수 있는 '몸을 살리는 좋은 미네랄 물'을 공급하는 것이 매우 중요하다. 3개월 정도 좋은 미네랄 물을 마시면 체액이 건강 체질로 변하

게 된다. 미네랄 소금물염도 0.8~1%을 마시는 습관이 건강
한 체질을 약속한다.

. . . .

생활 속 미네랄 물

우리는 몸에 미네랄이 필수적이라는 말을 많이 들어서 생활
속에서 칼슘, 마그네슘, 칼륨 등의 미네랄이 함유된 물인 미네
랄워터광천수를 찾곤 한다. 미네랄워터에는 천연광천을 이용한
것도 있고, 상수돗물에서 염소를 제거하여 적당한 염류를 첨가
해 만든 것도 있다. 미네랄은 인체 구성 요소의 4%를 차지하지
만, 혈액순환, 호르몬 생성, 몸의 조절작용, 면역체계 유지, 자
연 치유력 향상, 세포 강화, 유해물질 해독 및 배출, 항균 항암
작용, 다이어트 효과, 노화 방지 숙면 등 매우 중요한 역할을
함으로 반드시 미네랄이 풍부한 수분 섭취가 필수적이다.

물은 먹는 양보다 먹는 방법이 중요하다. 세계보건기구WHO
의 1일 물 섭취 권장량은 200cc 8~10잔 정도인 1.5~2ℓ 이다. 한
꺼번에 0.5ℓ 이상의 물을 마시면 혈액 속 나트륨 농도가 낮아
지는 저나트륨혈증이 발생해 두통, 구역질, 현기증, 근육 경련
등이 일어날 수 있으므로 미네랄 소금물을 마시면 좋다. 특히
염증성 비뇨기 질환요로감염, 방광염, 전립선염, 폐렴, 기관지염, 고혈
압, 협심증, 당뇨병 환자는 물을 자주 마셔야 한다.

물은 해양심층수, 알칼리수, 빙하수, 탄산수, 수소수, 암반

지하수, 용천수, 광천수 등 종류가 다양하다. 동의보감에서도 33가지로 물을 분류하고 있는데, 가장 중요한 것은 미네랄이 균형 있고 풍부하게 함유된 미네랄 생수가 되어야 한다.

건강하게 물을 마시려면 미네랄이 풍부한 알칼리환원수소 물을 하루 2ℓ 정도 마신다. 일어나자마자 공복에 물 1컵, 아침 식사 30분 전 1컵, 식간에 간단한 체조를 하며 1컵, 점심 전 1컵, 오후에 나른한 기분이 들 때 2컵, 저녁 식사 전 1컵, 저녁 식사 후 공복감이 들 때 1~2컵 정도 천천히 마시면 하루 필요한 섭취량만큼을 마실 수 있다.

우리나라 정수기 시장의 80%를 차지하는 역삼투압식 정수기 물은 유해물질과 중금속까지 완벽하게 제거한 순수한 물이지만, 인체에 필요한 미네랄이 없는 물로 결코 미네랄 결핍 문제를 해결해 줄 수가 없다. 따라서 생활 속 습관 중 미네랄이 풍부한 물을 마시는 습관을 갖도록 하여야 한다.

· · · · · · · · · ·

٭٭ 미네랄 물을 마셔야 하는 이유 및 효능 ٭٭

① 신장에 부담을 덜어 준다.
② 혈액의 끈기를 없앤다. 미네랄이 풍부한 물은 혈액의 끈기를 맑게 하여 동맥경화, 심근경색, 뇌졸중 등을 예방해 준다.

③ 장 청소 및 변비를 해소한다. 미네랄 물생수 1,500cc에 미네랄 핑크 소금액 Clean & Detox 75g을 탄 미네랄 식염수, 염도 1.2%을 마시면 1시간 이내에 숙변이 제거되고 장 청소 Detoxification를 할 수 있다. 또한 평소에 미네랄 물을 많이 섭취하면 굳어진 변을 부드럽게 하고 양을 늘려 변비를 해소할 수 있으며, 다이어트에 매우 효과적이다.

④ 감기를 예방한다. 미네랄 소금물농도 5%로 목 깊숙이 입가심하면 목감기 예방과 성대를 보호 할 수 있으며 목젖의 바이러스를 배출시킴으로써 독감, 메르스 등도 예방할 수 있다.

⑤ 술을 마실 때 미네랄 소금물을 마시면 간장의 부담을 줄여 준다. 미네랄 물을 마셔 소변의 양을 늘려 알코올을 배설하고, 미네랄 소금물로 혈액 속의 알코올 농도를 줄여 간장에 부담을 덜어준다. 특히 담배를 피우는 사람은 미네랄 소금물을 마셔 이뇨작용을 억제해야 한다.

⑥ 과음 후 두통은 수분 부족 때문으로 과음 후에 반드시 미네랄 생수를 많이 마셔야 한다. 분해되지 않고 몸속에 남은 알코올은 요를 증가시켜 목이 마르고 땀이 나며, 구토를 통하여 수분이 적어지면 혈액순환이 나빠져 뇌에 부종이 생겨 두통이 일어난다.

⑦ 방광염, 방광암을 예방한다. 미네랄 물을 많이 마셔야 요를 맑게 하여 요에 포함된 발암물질의 영향을 줄인다.

⑧ 미네랄 물은 위, 십이지장궤양을 억제한다. 위산이 위벽을 공격하기 시작하면 위산분비가 더욱 촉진되어 위벽 침식이 확산된다. 미네랄 물을 충분히 마시면 이를 억제할 수 있다.

⑨ 천식 발작 시 미네랄 냉수육각수를 마시면 미추신경의 긴장을 완화하고, 평활근의 긴장을 풀어 천식을 진정시키며 담의 끈기를 묽게 하여 잘 끊겨 떨어지게 한다.

⑩ 감기 등으로 발열할 때 미네랄 냉수를 마시면 몸을 냉각시키고, 열로 인해 땀을 흘려 탈수 상태를 방지한다.

⑪ 각종 질병의 원인 물질인 독소들을 배출하고 치료한다. 미네랄 소금물을 마시면 노폐물, 각종 독소, 알레르기, 두드러기 등 몸속을 세정하여 독소나 불필요한 물질을 체외로 유출하여 치료한다.

⑫ 운동 후 피로 회복에 미네랄 물이 좋다. 운동으로 인해서 변화된 생리적 상황을 통상 상태로 빨리 회복시켜주고, 육체뿐만 아니라 정신적인 피로도 없애고, 기분도 상쾌하게 해준다.

⑬ 노인의 몸은 미네랄 물을 충분히 섭취해야 좋아진다. 노인의 경우에는 구갈중추口渴中樞 : 목구멍의 갈증을 감지하는 신경의 기능이 저하되기 때문에 주의를 기울여서 충분히 미네랄 물을 마셔야 한다.

· · · · · · · · · ·

미네랄 부족 시대를 살아가고 있는 우리는 미네랄이 다량 균형 있게 함유된 천연 미네랄 소금물을 평소 생활 속에서 수시로 마시는 습관을 지녀 건강한 삶을 유지하여야 할 것이다.

제 3부

생명의 원소, 미네랄 건강법

제1장
미네랄을 알면 장수의 길이 보인다

미네랄은 비타민과 함께 신체 내 화학반응에 필수적이다.
약 15만 가지 생화학적인 반응에 촉매 역할을 하는 효소는
비타민, 미네랄의 도움을 반드시 받아야만 한다.

모든 생명체는 생체生體가 필요로 하는 모든 영양소들이 생체내부에서 대사가 이루어져야 생명을 지속할 수 있다. 이 모든 대사과정의 출발은 미네랄의 참여로 이루어지기 때문에 인체가 필요로 하는 미네랄 84가지를 균형 있게 섭취하여야 한다. 광물질인 미네랄은 인체 구성요소 중 4% 정도의 미량 영양소이지만, 부족할 경우 여러 가지 질환을 발생시킬 수 있는 중요한 요소이다.

84종의 미네랄은 비록 미량이지만 생명 활동에 필수적인 물질이다. 에너지를 만들어 내거나 신체를 구성하는 주역主役은 아니지만, 수백만 가지의 신진대사를 조율하는 숨은 실력자인 것이다. 즉 칼슘과 마그네슘과 같은 몇 가지 미네랄의 균형만

잡아줘도 자신을 평생 괴롭혀온 근육통이나 당뇨 등에서 벗어날 수 있다. 또한 식단에서 결핍되기 쉬운 미네랄 몇 가지만 보충해도 기력이 없어 허우적대던 만성피로를 이겨낼 수 있다. 미네랄 균형을 유지하면 미네랄 불균형시대로부터 탈출하여 활력 있는 삶을 살아갈 수 있다.

01
미네랄이란 무엇인가?

미네랄Mineral이란 본래 광물이라는 뜻으로 무기질, 무기염류, 회분Ash이라고 부르기도 한다. 인체를 구성하고 인체의 성장과 유지 등의 생리 활동에 필요한 원소 중 유기물의 주성분이 되는 산소O, 탄소C, 수소H, 질소N를 제외한 다른 원소를 통틀어 일컫는 말이다. 우리가 주위에서 흔히 듣는 칼슘Ca, 인P, 황S, 나트륨Na, 칼륨K, 염소Cl, 마그네슘Mg은 주요미네랄7종류이다. 철Fe, 아연Zn, 요오드I, 셀레늄Se, 구리Cu, 망간Mn, 몰리브덴Mo, 코발트Co, 크롬Cr은 미량미네랄9종류이며 불소F, 규소Si, 스트론튬, 납, 주석, 니켈, 붕소, 비소, 바나듐 등은 초미량미네랄이다.

자연계에는 92종의 천연원소와 이론상으로 관찰되는 22종의 추가원소 그리고 수백 종의 원소동위체가 존재한다. 현재

92종의 천연원소 중 84종의 원소가 인체 내 조직과 체액에서 발견되었다고 보고된 바 있다. 인체의 구성성분 중에서 미네랄이 차지하는 비율은 체중의 약 4% 정도밖에 되지 않으며 나머지 96%는 앞의 4원소O, C, H, N가 차지한다.

4원소는 다시 30% 정도가 탄수화물, 단백질, 지방과 같은 대량 영양소의 형태로 나머지 70% 정도는 물과 매우 적은 양의 비타민 형태로 인체 내에 존재한다. 미네랄은 신체의 생명 유지에 있어 꼭 필요한 영양소이다. 체내 효소를 활성화하며 효소의 작용을 돕고, 비타민을 활성화하여 산화환원반응을 촉진하고, 체내 pH를 최적의 알칼리성으로 유지하며 세포의 삼투압을 조절하고, 호르몬 생성과 세포 영양 전달, 신경 조절 작용 등 다양한 생명 유지 활동을 한다.

칼슘과 인은 뼈와 치아 같은 경조직을 구성하는데 중요하다. 아연, 구리, 망간 등은 연결조직의 형성과 혈압조절, 분해이화작용와 합성동화작용에 필수적인 역할을 한다. 탄수화물, 단백질, 지방 및 일부 비타민은 탄소로 알려진 화학물질의 혼합물로 생물체 내에서 합성할 수 있다. 그러나 미네랄은 분자구조에 탄소를 함유하고 있지 않아 에너지를 내지 못한다. 인간을 포함한 지구상의 어떤 생물체라도 미네랄을 스스로 합성하지 못하며 단일원소 그 자체가 영양소로 반드시 음식물로 섭취되어야 하는 필수영양소이다.

비타민과 미네랄이 결핍되면 신체는 허약해지고, 신체 기능에 부정적인 영향을 미칠 뿐만 아니라 심하면 질병을 초래한다. 또한 비타민과 미네랄은 신체 독Free Radicals-유리기, 박테리아, 곰팡이 독, 외부 독 등을 해독하는 역할을 한다. 해독 능력이 떨어지면 몸 안에 독성 물질이 늘어나 장기의 기능을 서서히 떨어뜨린다. 미네랄은 신체에 흡수가 된 후 신체세포, 효소, 호르몬, 근육, 피, 뼈의 일부분으로 존재한다. 이처럼 미네랄은 생명의 필수적 원소로 미네랄 소금을 알면 건강12088234가 보인다.

02
왜 미네랄이 중요한가?

요즘처럼 먹을 것이 풍부한 시대에 왜 미네랄 결핍이 생기는 것일까? 토양의 미네랄은 산성비에 쓸려가고 화학비료와 농약, 연작 등으로 토양이 오염되어 미네랄이 고갈되어가고 있다. 또한 인스턴트식품, 화학첨가물, 패스트푸드, 오백식품, 잘못된 식습관, 과음, 흡연, 각종 스트레스 등으로 체내의 미네랄이 손실되어 미네랄 영양 불균형시대를 살아가고 있다.

오염된 공기를 마시고, 오염된 토양에서 생산된 채소를 먹고, 살균시킨 증류수 같은 물을 마시는 동안에 자신도 모르게 우리의 몸은 미네랄 부족 상태가 되어 세포가 정상적이지 못하게 된다.

신체 내에서 미네랄은 체액에 녹아 이온의 형태로 존재하고, 산과 알칼리의 균형을 조절하며 신체의 구성 성분으로 골격과 치아와 같은 경조직, 피부, 연골을 구성한다. 신체 내에서 중요한 기능을 하는 호르몬, 효소, 비타민 등의 구성성분으로 중요한 기능을 하며 세포내액과 세포외액에 녹아 있는 여러 가지 미네랄은 세포막을 중심으로 체내 대사에 적합한 삼투압을 유지하는 데 관여하고, 신체 내에서 대사되는 여러 가지 과정을 촉매하는 효소의 구성 성분, 또는 보조인자로 효소의 6대 작용을 활성화 시킨다.

미네랄은 인간의 생리작용에 분명히 필요한 영양소로 체내에 미네랄이 없으면 효소 활동을 제대로 하지 못한다. 효소와 미네랄은 함께 있어야 건강한 세포 활동을 할 수가 있다. 그래서 미네랄과 효소를 '부부'라고 부르기도 한다. 미네랄은 효소와는 달리 체내에서 전혀 생성되지 않으므로 미네랄 생수나 미네랄이 풍부한 건강 소금갯벌 천일염, 황토 소금, 죽염, 핑크 소금, 통곡류, 자연산 과일 채소류 식품을 충분히 섭취하는 습관을 갖고 미네랄 부족 시대를 슬기롭게 극복해 나아가야 할 것이다.

또한 오백식품 위주와 인스턴트식품, 패스트푸드, 튀김, 과열의 식품 섭취 위주의 식생활 패턴으로 인해 심각한 미네랄 부족 사태를 일으키고 있는바, 과연 나의 식생활은 올바른지 점검해 보아야 한다.

03
미네랄이 질병을 잡는다

공기와 수질, 토양 오염, 전자파 중독, 극심한 스트레스, 운동 부족, 잘못된 식생활습관, 약물 중독, 석유화학산업 발전 등 이제 의사가 건강을 지켜주는 시대는 끝났다. 현대의학이 전체 환자의 95%를 차지하는 온갖 만성 질병에 대해서는 속수무책인 시대가 된 것이다. 이제 자신의 건강은 자기 스스로 지켜야 하는 시대다. 그래서 자연 치유력과 면역력을 길러야 한다. 면역체계가 강한 사람은 새로운 바이러스에도 일정 시간이 지나면 항체를 만들어낼 수 있다.

세균성 질환이 아닌 성인병은 잘못된 식생활습관으로 대부분 우리 몸 자체가 변질되어 일어나는 병이라서 약으로 치료되지 않는다. 우리가 현대병에 걸리는 이유는 미네랄 부족과 효소 결핍 현상 때문이다. 인간의 생로병사生老病死는 인체 구성요소인 미네랄 84종과 밀접한 관계를 맺고 있음을 간과하여서는 안 된다. 체내에 미량원소인 미네랄 균형이 파괴되면 병이 발생한다. 그러므로 인체 기관의 정상적인 기능 발휘를 위해 미네랄 원소의 균형을 유지하는 것이 매우 중요하다.

그러나 토양의 미네랄 부족으로 인해 우리가 섭취하고 있는 채소류의 미네랄 함유량은 현저히 줄어들었다. 현대인이 주로 섭취하는 가공식품은 정제 가공 과정을 통해 더욱더 미네랄을 감소시키고 있다. 또 스트레스 증가, 과도한 음주와 흡연, 공해, 수질오염, 대기오염으로 인한 중금속 축적, 호흡, 대화, 배설, 땀, 질병 등으로 미네랄 소모량은 더욱 증가되고 있다. 미네랄은 인체 세포, 단백질, 체액, 효소, 근육, 뼈 등 불가결한 물질의 각종 대사 작용에 없어서는 안 될 필수적인 미량원소이다.

현대인들은 미네랄 부족 현상으로 병원에서 고칠 수 없는 다양한 질병에 노출되게 된다. 미네랄은 인체 내 생화학과정에서 1천여 종 효소의 중요 구성성분으로 활력소 역할을 하고, 미네랄 원소의 균형은 인체 각 내부기관의 생화학과정과 면역기능에 영향을 미친다. 따라서 균형 있는 미네랄 섭취를 유지하면 각종 질병을 잡을 수 있다.

미네랄의 생리학적 특성이 구체적인 질병으로 나타나는 관계를 몇 가지만 살펴보면 다음과 같다.

노화와 미네랄

노화의 원인이 되는 프리 래디컬의 생성을 억제 시켜 준다. 생성된 프리 래디컬로부터 세포를 지켜주는 영양소를 항산화라고 하는데 비타민C, 비타민E, 셀레늄이 이에 해당된다. 또한 망간, 아연, 구리 등도 항산화 효소의 주요성분 구성요소로 이들 미네랄의 부족은 노화를 촉진시킨다.

당뇨와 미네랄

일본의 한 연구소에서 109명의 당뇨 환자와 33명의 건강한 사람을 대상으로 혈액과 소변검사를 통해 마그네슘함량을 측정해 보았다. 그 결과 당뇨 환자는 마그네슘함량이 정상 이하로 조사되었다.

두통과 미네랄

두통과 관련 있는 미네랄은 구리, 철, 마그네슘이다. 여성의 경우, 생리 전후에 편두통을 앓게 되는 경우가 있는데 이는 구리가 몸에 과다 축적되고, 마그네슘이 부족하기 때문이다. 특히 마그네슘은 혈관과 근육수축, 이완에 작용하는 미네랄로 마그네슘이 부족하면 뇌로 가는 혈관이나 근육이 수축되어 혈류가 감소하고 편두통의 원인으로 작용한다.

과다한 철분흡수도 역시 두통의 원인으로 작용한다. 예를 들어 적포도주를 마시고 난 후 머리에 두통이 발생하는 경우가 있는데 이것은 적포도주의 철분 함량이 높고, 알코올이 철분의 흡수를 촉진시키므로 나타나는 현상이다.

만성피로와 미네랄

만성피로에 시달리는 사람은 에너지 대사에 관여하는 미네랄 섭취에 신경을 써야 한다. 비타민B6, 크롬, 철분, 아연, 구리, 망간 등이 이에 해당된다. 조직 내 칼슘, 나트륨, 칼륨의 과다한 축적은 만성피로 증후군 환자에게 자주 보이는 현상이므로 항상 균형 잡힌 미네랄 섭취가 중요하다. 칼슘, 칼륨은 갑장선 기능 저하와 관계되며, 갑상선기능의 저하로 인해 쉬 피로를 느끼게 되기 때문이다. 또한 철결핍성빈혈은 피로와 숨이 가쁜 현상을 동반한다.

불면증과 미네랄

철이 부족하면, 잠을 자도 잠의 질이 떨어지고, 체내 마그네슘이 부족해도 잠이 쉽게 오지 않거나 잠을 자더라도 자주 뒤척이며 깊은 잠을 자지 못한다. 마그네슘은 근육을 이완시키는 효과가 있어 밤에 먹게 되면 불면증 예방에 효과가 있다.

비만과 미네랄

체내 철 결핍은 갑상선 기능을 억제하며 철의 충분한 공급은 갑상선 기능을 활성화 시킨다. 갑상선 기능 저하 환자의 약 60%는 빈혈이 일어났고, 철 결핍만으로 대사율이 저하되고, 체온이 내려가 에너지 소비를 감소시켜 비만을 일으킬 수 있다. 갑상선 기능 저하와 관련된 기타 영양소 결핍에는 단백질, 비타민C, B, B₅, B₆, 인, 마그네슘, 칼륨, 망간, 크롬, 나트륨, 요오드 등이 있다.

비만한 사람의 머리카락 속의 중금속과 미네랄을 검사해보면 미네랄 불균형으로 인해 인체의 대사율이 어느 정도 저하되어 있는지를 알 수 있다. 미네랄 불균형으로 갑상선 호르몬의 세포 내 효율이 저하되고, 이에 따른 기초대사율이 저하되어 체중이 증가한 비만 환자들이 미네랄 소금을 섭취하면 미네랄 불균형을 효과적으로 교정하고, 인체 대사를 조절하는 갑상선 호르몬의 세포 내 효율을 증가시켜 기초대사율을 상승시키면 체중조절이 가능하여 비만에서 탈출할 수 있다.

아토피성 피부염과 미네랄

인체에 흡수된 대부분의 아연은 피부에 저장되고, 인체가 건강한 피부를 유지하기 위해서는 충분한 양의 아연이 필요하다. 많은 형태의 피부학적인 문제들, 특히 아토피성 피부질환은 아연 결핍과 구리의 과잉 흡수와 관련이 있다.

아연이 결핍되면 피부는 스스로 자연치유 능력이 감소되게 되고, 아연의 흡수를 억제하는 구리가 과잉 흡수되면 구리의 독성이 발현되어 얼굴, 목, 허리, 넓적다리, 무릎 뒤쪽 등의 부위에 일어나는 붉은 반점과 가려움을 특징으로 하는 아토피성 피부질환을 유발한다.

여드름과 미네랄

식생활을 통하여 모든 영양소를 섭취하게 되는데 개개인의 체질에 맞추어 식사하기에는 어려운 점이 많다. 균형 잡힌 영양은 몸의 면역계와 호르몬을 균형 있게 유지하는 데 여드름이 심한 사람은 이 균형이 깨진 상태이다. 특히 여드름이 심한 사람 중에는 아연이 결핍된 사람들이 많다. 아연은 우리 피부를 건강한 상태로 유지시켜 주며 항염증 작용, 남성호르몬의 영향, 비타민A에 영향을 주기 때문에 균형 잡힌 아연의 공급이 중요하다. 또한 마그네슘과 나트륨은 부신 기능에 작용하여 면역기능에 영향을 줌으로써 여드름에 영향을 준다.

제2장
미네랄 치유

모든 질병의 원인과 해결 방안의 중심에는 미네랄이 있다.
미네랄은 각종 질병을 치료하기 위해 필수적이다.
인간의 생로병사는 미네랄과 밀접한 관계를 맺고 있다.

    현대인은 골고루 섭생攝生하지 않고 편식을 하거나 천연 미네랄이 부족하고 자연과 동떨어진 식자재를 이용한 잘못된 식생활습관으로 인하여 수많은 종류의 질병들이 발생한다. 사실 우리는 어떤 특정한 미네랄이 함유된 식품만을 섭취하기도 쉽지 않을뿐더러 바람직하지도 않다. 왜냐하면, 특정한 한 가지 미네랄 제품을 많이 먹게 되면 과유불급過猶不及이 될 수 있다.

    미네랄은 과부족 현상이 나타나 체내 미네랄 균형을 유지하기가 어렵게 되기 때문이다. 이런 미네랄 과부족 현상을 일시에 해결하기 위해서는 미네랄 물과 미네랄이 풍부한 발아 현미 잡곡 식사와 유기농 채소 과일, 해조류, 미네랄 소금 섭취를 통해서 하는 것이 바람직하다.

모든 질병의 원인과 해결 방안의 중심에는 미네랄이 있다. 미네랄은 각종 질병을 치료하기 위해 필수적이다. 즉 인간의 생로병사는 미네랄과 밀접한 관계를 맺고 있다. 그 흔한 당뇨마그네슘, 고혈압칼륨, 비만은 모두 미네랄 소금으로 쉽게 잡을 수 있다.

01
미량 미네랄로 질병 치유가 가능하다

현대 인류의 질병의 원인은 세균에 의한 질병을 제외하고는 대부분 체내에 쌓인 독소와 필수 영양소의 부족이라고 볼 수 있다. 생명 활동을 위해 필요한 영양소 중 미량이지만 부족할 경우에 심각하게 건강을 위협하는 요소가 바로 미네랄과 비타민, 효소이다. 앞서 밝힌 바와 같이 우리는 미네랄 부족 시대를 살아가고 있다. 지구상에서 생산되는 식물의 영양성분은 50년 전과 비교할 때 약 3~5%의 영양성분만을 함유하고 있는 실정으로 충분한 영양성분 섭취가 결여되어 있다. 환경 파괴와 오염, 농약, 화학 비료, 화학적 약품, 인공적 재배와 배양으로 유전자 변형, 염색체의 변화, 기형화, 변질된 동식물 및 유해성분의 먹거리로 가득 차 있는 현실이다.

미국 사람들의 99%가 미네랄이 부족한 상태이고, 중요한 미네랄 중 어느 하나라도 현저히 부족하게 되면 실제로 병을 가져온다. 극히 미량이 필요한 어느 한 성분이라 할지라도 균형이 깨지거나 상당량 결핍된다면 우리를 병들게 하고, 고통을 주며 생명을 단축시킨다.

미네랄이 부족하면 비타민과 효소도 쓸모없다. 비타민은 영양성분에 있어 필수 불가결한 복잡한 화학 물질이며, 신체의 일부 중 특별한 조직이 정상적인 기능을 하기 위해서는 각각의 비타민과 효소가 매우 중요하다. 비타민과 효소의 부족은 신체에 질병을 일으키기도 한다. 그러나 비타민과 효소는 미네랄 없이는 그 기능을 발휘할 수 없다. 비타민과 효소가 부족할 때 인체는 미네랄을 사용할 수 있지만, 미네랄이 부족하게 되면 비타민과 효소는 쓸모없게 된다.

미네랄의 결핍이 일으키는 질병의 상관관계를 정리하면 다음과 같다.

- 간암 .... 망간, 철, 아연, 셀렌, 바륨
- 간염, 간경화 .... 아연, 몰리브덴, 마그네슘, 망간, 코발트, 셀렌
- 갑상선 기능저하 .... 철, 인, 마그네슘, 칼륨, 망간, 크롬, 나트륨, 요오드
- 갱년기종합증세 .... 붕소, 리튬, 아연, 구리, 셀렌, 망간, 마그네슘

- 건선 .... 칼슘, 철
- 고혈압 .... 마그네슘, 셀렌, 칼륨, 몰르브덴, 아연, 칼슘, 코발트
- 관상동맥경화증 .... 마그네슘, 셀렌, 아연, 코발트, 칼륨, 칼슘
- 구강궤양 .... 아연, 철
- 기관지염 .... 니켈, 아연, 칼슘
- 노화 .... 셀레늄, 망간, 아연, 구리
- 뇌혈관질병 .... 마그네슘, 아연, 철, 구리, 망간, 칼슘, 셀렌
- 당뇨병 .... 크롬, 아연, 망간, 칼륨, 마그네슘, 셀렌
- 대장암 .... 칼슘, 셀렌, 아연
- 동맥경화 .... 마그네슘, 알루미늄
- 두통 .... 구리, 철, 마그네슘
- 류마티스_{유사류마티스} ...... 아연, 마그네슘, 칼슘, 불소, 인, 철
- 만성피로 .... 크롬, 철분, 아연, 구리, 망간
- 백내장 .... 요드, 셀렌, 아연
- 백반증 .... 아연
- 백혈병 .... 리튬, 아연, 크롬, 세렌, 철, 망간
- 불면증 .... 철, 마크네슘
- 비만 .... 철, 인, 마그네슘, 칼륨, 망간, 크

롬, 나트륨, 요오드

- 비염 .... 마그네슘, 망간, 크롬, 코발트, 니
  켈, 셀렌, 아연
- 빈혈 .... 철, 구리
- 망막색소변형증 .... 구리, 아연, 칼슘, 망간, 마그네슘
- 신장병 .... 아연, 구리, 코발트, 철, 셀렌, 칼슘
- 신경쇠약 .... 불소, 칼슘, 코발트
- 식도암 .... 셀렌, 몰르브덴, 아연, 망간, 크롬
- 심근경색 .... 마그네슘, 아연, 칼륨
- 심근병 .... 마그네슘, 셀렌, 코발트, 칼륨
- 심장쇠약심부전 .... 마그네슘, 코발트, 칼륨, 아연
- 아동과잉운동장애 .... 리튬, 아연
- 아토피성 피부염 .... 아연 결핍, 구리과잉
- 여드름 .... 아연
- 위암 .... 몰리브덴, 아연, 비소, 비스무트
- 원형탈모증 .... 아연
- 유선암 .... 아연, 구리, 마그네슘, 셀렌, 요드
- 치조농루 .... 망간, 철, 구리, 아연, 마그네슘
- 폐심병 .... 마그네슘, 아연, 코발트, 칼륨
- 폐암 .... 아연, 철, 망간
- 황반 .... 아연, 알루미늄
- 협심증 .... 마그네슘, 구리, 칼륨

상기와 같이 필수 미네랄뿐만 아니라 미량 미네랄, 초미량 미네랄이 결핍되면 다양한 질병에 노출되는바 미네랄이 풍부한 물과 식품과 소금을 섭취하고, 체내 미네랄 균형을 유지하여 건강한 삶을 살아가야 할 것이다.

02
각 증상별 미네랄

현대의학이 발전하였음에도 불구하고 환자 수는 지속해서 늘어나고, 자본의 노예가 되어 상업화된 병원들은 항상 만원이고, 의료보험료 부담은 계속 증가되고, '약봉지'를 끼고 다니는 부류가 많아지고 있는 현상은 무엇 때문일까? 현대인이 쉽게 노출되고 있는 질병과 미네랄의 관계를 알아봄으로써 약에 중독되지 않고, 행복한 건강 장수의 길에 대한 기본상식을 살펴보자.

고혈압과 미네랄

고혈압이란 병이 아닌 인체의 자연스러운 대사 작용의 결과이다. 사람이 생존하기 위해 순환시켜야 하는 혈액량은 정해져 있는데 혈관이 막히거나 좁아진 혈관을 통해 정해진 혈액량을 순환시키기 위해 자연스럽게 압력이 높아진 것이 고혈압이다.

세계보건기구에서 정한 정상 혈압 수치 '120'은 젊은 사람 30

세를 기준으로 정한 것이다. 자연 정상 혈압은 자기 나이에 '90'을 더한 것으로 '30 + 90'을 더한 수치가 바로 120이다. 만약 나이가 60세라면 자연 정상 혈압은 '60 + 90=150'이 되는 것이고, 80세가 되면 '80 + 90=170'이 되는 것처럼, 노화에 따라 나이가 들면 혈관 경화로 혈압이 다소 높아지는 것은 자연현상으로 걱정할 일이 전혀 아니다.

혈관이 막히거나 좁아진 원인은 혈액 속의 기름중성지방, 콜레스테롤 등이 많아지면 혈관이 막히거나 혈관 내벽에 찌꺼기가 끼어 좁아져서 동맥경화나 고혈압이 된다. 현재 고혈압의 원인이 되는 혈액 속의 기름을 제거하거나 막힌 혈관을 뚫어주는 약은 없다고 한다.

의사들이 권장하고 1천만 명 이상이 매일 섭취하는 고혈압 약은 '이뇨제 + 심근이완제 + 혈관확장제'로 혈압을 낮추게 하는 약으로 상시 복용한 결과 뇌출혈 환자는 줄어들었다. 그러나 뇌경색 환자, 즉 중풍 환자와 치매 환자가 늘어나고 있다고 한다. 이는 약을 통해서 강제로 순환되어야 하는 피의 양을 줄인 후에 오는 당연한 결과이다.

오백식품흰 밀가루, 백설탕, 백미, 정제염, 흰 조미료을 피하고 육류, 유제품 섭취를 제한하면서 미네랄과 칼륨이 풍부한 팥, 다시마, 무말랭이, 멸치, 천연 미네랄 소금을 섭취하면 고혈압을 아주 쉽게 개선할 수 있다. 칼륨은 마그네슘과 더불어 고혈압을 예방하는 고혈압 환자에게 약이 되는 미네랄이다. 정제염은 고혈압의 원흉이 될 수 있으므로 흰 소금은 피하고, 반드시 미네랄이 풍부한 소금을 섭취하는 습관을 지니어 고혈압의 공포에서 벗어나야 한다.

기氣와 미네랄

기氣는 몸 안에서 생명의 근본으로 장기와 근육의 탄성에서 생성되는 에너지이다. 세상 만물이 기氣로 이루어졌다는 견해는 동양철학의 관점이다. 동양철학의 관점으로 우리가 사는데 가장 중요한 7가지 기氣를 살펴보면, ① 눈에는 총기聰氣, Bright Energy, ② 얼굴에는 화기和氣, Smile Energy, ③ 마음에는 열기熱氣, Passion, ④ 몸에는 향기香氣, Sweet Energy, ⑤ 행동에는 용기勇氣, Challenge, ⑥ 어려울 때는 끈기Patience/Self-Confidence, ⑦ 자존심이 꺾일 때는 오기傲氣, pride 등이 있다.

그리고 7가지 기를 가진 사람은 성공한 삶을 살아갈 수 있다고 한다. 그래서 동양의학에서 기를 생명 활력의 근원으로 여기고 있으며, 건강이 나빠지거나 나이가 들어 신체기능이 전과 같지 않을 때 흔히 기력氣力이 약해졌다고 표현한다.

최근 서양의학에서는 기를 인체의 수많은 세포 속에서 생성되어 신경 자극과 생체신호의 전달을 담당하는 전기에너지의 흐름이라고 보고 있다. 이 전기에너지를 전달하는 매체가 바로 이온 미네랄이라고 한다. 동양의학에서 말하는 경락을 서양의학에서는 전기에너지, 즉 이온 미네랄의 흐름이 교차하는 지점으로 보고, 치료방법의 하나로 행하는 침술이나 경락, 마사지, 또는 지압을 전기에너지의 흐름이 교차하는 지점에서 흐름이 원활하지 않을 때 흐름을 원활하게 해준다고 보고 있다.

따라서 미네랄이 체내에 충분히 공급되어야 인체 내의 기가 살아나고 활력이 넘치게 된다. 또 미네랄이 충분해야 기가 살아나 건강하고 행복하게 살아갈 수 있다.

노화와 미네랄

노화의 원인이 되는 활성산소의 생성을 억제해주고, 생성된 활성산소로부터 세포를 지켜주는 영양소를 항산화 영양소라고 한다. 비타민C, 비타민E, 셀레늄Sa 등이 이에 해당한다. 또한 망간Mn, 아연Zn, 구리Cu 등도 항산화 효소의 주요 구성 성분으로 이들 미네랄의 부족은 노화를 촉진하게 된다.

당뇨와 미네랄

세계보건기구의 발표에 의하면, 지난 2015년 기준 3억 4,700만 명이 당뇨병 환자로 미국에서 매년 150만 명이 당뇨로 사망하고 있다고 한다. 우리나라는 지난 2013년 기준, 성인 3명 중 1명이 당뇨 환자로 우리나라 전체 당뇨 환자 중 40~50대 비율이 41%를 차지해 중년들에게는 암 만큼이나 공포의 질환이 되었다. 당뇨 환자들의 가장 큰 고민은 꾸준히 약을 먹어도 당뇨가 완치되지 않는다는 것이다. 당뇨를 유발하는 원인은 미네랄 결핍으로, 미네랄이 없는 당뇨병 치료는 무의미한 것이다.

당뇨병이란 우리 몸의 인슐린분비에 이상이 생겨 포도당이 세포로 이동하지 못하고 소변으로 배출되는 현상을 말한다. 미네랄 아연은 인슐린 분비가 잘되도록 도와주는 역할을 한다. 아연은 성 기능 미네랄, 즉 생식기능을 강화시키는 미네랄이다.

한의학에서 당뇨병은 소갈消渴이라고 해서 신장의 질환으로 보고 있다. 포도당이 인슐린의 작용으로 간 근육에서 글리코겐의 형태로 저장되는데, 이런 기능이 제대로 이루어지지 않으면 혈액 내 당도가 올라가고, 신장에서 걸러지지 못하기 때문에 소변으로 배출되게 된다. 따라서 아연이 췌장의 인슐린 분비를 촉진해 혈당을 적절하게 유지시켜 당뇨에 효능이 있는 것이다.

또한 아연, 크롬, 바나듐이 포함된 미량 미네랄과 섬유질은 당뇨병보다 무서운 당뇨 합병증도 막을 수 있다. 현미, 콩, 통곡류, 맥주 효모, 굴, 쇠고기, 견과류, 채소, 과일류, 미네랄 소금이 당뇨에 좋으며 치킨, 피자, 햄버거, 돈가스, 탕수육 등은 당뇨에 좋은 음식이 아니므로 멀리하여야 한다.

동맥경화와 미네랄

'병은 자연이 고치고 돈은 의사가 챙긴다'라는 서양 속담이 있다. 의성醫聖 히포크라테스도 '음식으로 고칠 수 없는 병은 의사도 고칠 수 없다'라고 했다. 또 우리가 먹는 음식은 모두 피가 되고, 뼈가 되고, 살이 되는 것이며 '혈관의 수명이 곧 사람의 수명이다'라는 말도 있다. 즉 혈관 관리가 매우 중요하다.

혈관을 어떻게 관리하느냐에 따라서 동맥이 경화되는 것을 느리게도 빠르게도 해 줄 수 있는 것이다. 혈관 속에 흐르는 혈액은 항상 일정하게 pH 7.44 정도의 약알칼리를 유지해야 가장 이상적인 혈액의 건강 상태를 유지하는데 끊임없이 알칼리성인 미네랄 칼슘 등이 필요하다. 만일 칼슘이 자주 부족하게 되면 동맥경화가 발생한다.

편두통과 미네랄

두통과 관계있는 미네랄로 구리, 철, 마그네슘 등이 있다. 여성들은 생리 전후에 편두통을 앓게 되는 경우가 있는데, 이는 구리가 우리 몸에 과다 축적되고, 마그네슘이 부족하기 때문이다. 특히 마그네슘은 혈관과 근육의 수축, 이완에 작용하는 미네랄로써 마그네슘의 부족은 뇌로 가는 혈관이나 근육이 수축하여 혈류가 감소함으로써 편두통의 원인이 된다.

만성피로와 미네랄

만성피로에 시달리는 사람은 에너지 대사에 관여하는 미네랄크롬, 철분, 아연, 구리, 망간 등의 섭취에 신경을 써야 한다. 조직 내 칼슘, 나트륨, 칼륨의 과다한 축적은 만성피로 증후군을 유발함으로써 항상 균형 잡힌 미네랄 섭취가 중요하다. 칼슘과 칼륨은 갑상선 기능 저하와 관계되며 갑상선 기능의 저하로 인해 쉽게 피로를 느끼게 된다. 또한 철이 부족하게 되면 빈혈과 피로와 숨이 가쁜 현상이 일어난다.

무좀과 미네랄

발이 가려운 만큼 사람을 힘들게 하는 것도 없다. 특히 무좀으로 인한 가려움, 갈라짐은 경험해보지 않은 사람은 알 수 없다. 무좀을 치료하는 다양한 방법들이 존재하지만, 미네랄 소금물 족욕이 최상의 효과가 있다. 따뜻한 미네랄 소금물은 무좀균을 없애고, 피부 자체의 면역력을 올려주는 데 중요한 역할을 하며 모세혈관을 열어 혈액순환을 원활하게 해 준다.

불면증과 미네랄

철이 부족하면 잠을 자도 잠의 질이 떨어지고, 체내 마그네슘이 부족해도 잠이 쉽게 오지 않거나 잠을 자더라도 자주 뒤척이며 깊은 잠을 자지 못한다. 마그네슘은 근육을 이완시키는 효과가 있어 밤에 섭취하면 불면증이 해결된다.

비만과 미네랄

체내에 철의 충분한 공급이 이루어지면 갑상선의 기능이 활성화된다. 철이 부족하여 갑상선 기능 저하 환자의 약 60%가 빈혈이 발생했고, 철 결핍만으로도 대사율이 저하되고, 체온이 내려가 에너지 소비를 감소시켜 비만을 일으킬 수 있다. 비만한 사람의 머리카락 속의 중금속과 미네랄을 검사해 보면 미네랄 불균형으로 인해 갑상선 호르몬의 세포 내 효율이 저하되고, 이에 따른 기초 대사율이 저하되어 쉽게 체중이 증가한다.

비만 환자들에게 단백질, 비타민 C, B_1, B_5, B_6, 인, 마그네슘, 칼륨, 망간, 크롬, 나트륨, 요오드 등의 미네랄을 균형 있게 공급하여주면 체중 조절이 가능하여 비만을 해결할 수 있다.

빈혈과 미네랄

철은 헤모글로빈의 구성성분으로, 빈혈은 철의 부족으로 또는 과잉인 경우에 발생할 수 있다. 구리는 철의 대사를 도와주는 효소의 구성 성분인데 만약 몸에 충분한 양의 철이 있다 하더라도 구리가 부족하면 철분은 자신의 역할을 제대로 수행하지 못한다. 반대로 구리가 철분에 비해 상대적으로 과잉일 때에도 빈혈이 발생할 수 있다. 이는 구리와 철분이 몸에 흡수될 때 서로 경쟁 관계에 있기 때문이다. 또한 과량의 납이 몸에 축적되면 역시 빈혈이 올 수 있다.

아토피성 피부염과 아연

인체가 건강한 피부를 유지하기 위해서는 충분한 양의 아연이 필요하다. 특히 아토피성 피부질환은 아연 결핍과 구리의 과잉흡수와 관련이 있다. 아연이 결핍되면 피부는 스스로 자연 치유 능력이 감소하게 되고, 아연의 흡수를 억제하는 구리가 과잉 흡수되면 구리 독성이 발현되어 얼굴, 목, 허리, 넓적다리, 무릎 뒤쪽 부위 등에 일어나는 붉은 반점과 가려움을 특징으로 하는 아토피성 피부질환을 유발한다.

암과 미네랄

미량 미네랄은 간접적으로 암세포의 성장을 멈추게 하며 감각신경을 자극하지 않고 고통을 사라지게 한다. 미네랄을 균형 있게 충분히 섭취함으로 암세포 때문에 기능을 잃어버린 효소를 다시 활발하게 움직이게 하고, 세포에 에너지를 전달시켜 정상적인 세포 활동을 하게 회복시켜 준다. 따라서 미네랄의 투여는 신진대사를 원활케 하여 체력을 회복시키고 항암제에 있는 독성을 해독시켜 각종 초기 암, 진행 암, 말기 암들의 통증을 없애주고 암세포까지 박멸해 주는 효과가 있다.

여드름과 미네랄

사람마다 체질이 달라 개개인의 체질에 맞추어 균형 있는 식사를 하기에는 어려운 점이 많다. 균형 잡힌 식품 영양은 몸의 면역계와 호르몬을 균형 있게 유지하는데 필수적인 요소이다. 여드름이 심하게 생기는 이유는 영양 균형이 깨져 있기 때문이다. 아연은 우리의 피부를 건강한 상태로 유지시켜주며 항염, 남성 호르몬, 비타민A에 영향을 주기 때문에 균형 잡힌 아연의 공급이 매우 중요하다. 만일 아연이 결핍되면 심한 여드름 증상이 발생함으로 균형 있는 미네랄 섭취가 필요하다.

정신병과 미네랄

우리 건강의 요소는 'M70', 'B30'라고 말할 수 있다. MMind 정신건강이 70%, BBody 육체건강이 30%라고 한다. 그러나 스트레스가 많은 부류는 'M90', 'B10'라고 말할 수 있다. 이처럼 정신건강은 매우 중요한 것으로 뇌가 아프면 모두가 아프게 되는 것이다. 우리 몸의 중추신경계에 속하는 뇌는 신체 각 부분을 통솔하는 기관이다. 보고, 듣고, 맛보고, 감정을 느끼고, 운동하고, 말을 하고, 배고픔을 느끼는 등 모든 인간의 활동을 담당하고 있는 신체에서 가장 중요한 기관이다. 건강하고 행복한 삶을 위해 뇌의 건강이 제일 중요한데 대부분의 사람은 신체의 기관의 건강에 더 신경을 쓸 뿐, 뇌 건강에 대해서는 큰 관심을 가지고 있지 않는 것 같다.

스트레스는 뇌 건강을 해치는 주범이며 뇌가 건강하지 못하면 가벼운 불면증을 비롯하여 두통, 정신병, 뇌출혈, 당뇨, 고혈압 등 여러 질환의 악화를 불러올 수도 있다. 따라서 스트레스를 받지 않도록 뇌를 충분히 쉬게 하여야 한다. 욕심을 내려놓고, 쉴 때는 아무것도 하지 않고 쉬는 습관을 갖고, 항상 감사하여 긍정적인 사고를 갖고, 자연을 즐기는 쉼과 회복이 있는 시간을 갖는 것이 필요하다. 또한 자기에게 맞는 휴식과 함께 즐기는 운동, 항산화 성분과 미네랄이 풍부한 곡류, 해조류,

채소 과일을 많이 섭취하는 것이 스트레스 및 정신병 예방과 치유에 도움이 된다.

탈모 예방과 미네랄

나이가 들면서 여성들이 가장 두려워하는 것이 주름, 기미, 주근깨 등의 피부의 노화라면 남성들이 가장 두려워하는 노화의 상징은 바로 탈모다. 탈모는 사회생활과 직결되는 민감한 문제로 대두되고 있다. 머리카락 한 올은 하루에 0.3~0.4㎜씩 자라며, 머리카락의 평균 숫자를 약 6~8만 개 정도로 보았을 때 하루에 약 20~30㎜ 정도의 머리카락이 자라는 셈이다. 인체 가운데 모발이 이토록 빠른 성장을 보이는 것은 그 뿌리에 해당하는 부분에서 왕성한 세포분열과 빠른 속도의 증식 일어나기 때문이다.

그런데 스트레스를 받거나, 남성 호르몬이 많거나, 피질의 과잉생산, RNA 감소로 모발의 원료가 되는 단백질의 합성이 잘 이루어지지 않으면 탈모 현상이 발생한다. 충분한 수면과 균형 있는 미네랄 식생활 습관을 통해 스트레스를 줄이는 것이 대머리 예방에 필수적이다. 특히 검은콩, 호두, 미역, 다시마, 녹차, 어성초, 지소엽 등은 모발에 필요한 영양소인 요오드, 칼슘, 단백질, 각종 비타민 등이 풍부하게 함유되어 있어서 모발의 발육을 촉진하고, 두피를 건강하게 해준다.

한편 기름기가 많거나 튀긴 음식, 인스턴트식품, 패스트푸드, 동물성 기름과 당분이 들어 있는 음식, 과도한 흡연과 음주는 피하고 가벼운 유산소 운동 등으로 스트레스를 풀어 주는 습관을 지녀야 한다. 일반적으로 하루에 머리카락이 새롭게 나는 것은 평균 40개이며, 정상인은 하루에 20~50개 정도의 머리카락이 빠지고, 가을에는 50~100개 정도가 **빠진다**. 따라서 **빠**지는 숫자가 100개 정도 되면 미네랄 보충에 신경을 써야 한다.

미네랄 84종을 균형 있게 함유한 '안데스미네랄핑크 소금액_{염도 24%}에 유기농 어성초 + 유기농녹차 + 유기농 자소엽' 발효액을 혼합한_{20:80} 액을 수시로 머리에 뿌려주면 머리카락이 빠지는 것을 방지하여 결국 대머리를 예방할 수 있다.

피부미용과 미네랄

피부는 인체의 건강 상태를 나타내는 거울로 연령에 따라 많은 변화가 일어나며 대개 40대 중반 이후 피부의 노화가 촉진된다. 피부 노화의 원인은 식생활의 무절제한 편식, 영양결핍, 아연 부족, 기타 미네랄의 부족과 오염 환경 노출, 스트레스, 과로, 불면, 과도한 흡연, 유해 화장품, 약물 과다복용 등으로 피부 미용에 좋지 않은 영향을 미친다.

피부 미용을 유지하고, 피부 노화를 예방하고, 탱탱한 피부를 갖고 싶다면 미네랄이 풍부한 온천욕, 미네랄 소금 족용, 미네랄 소금 마사지를 자주 하고, 미네랄 소금을 충분히 섭취하는 습관을 가져야 한다. 단독으로 작용하는 미네랄은 없으며 체내에서 다양한 미네랄, 비타민, 호르몬과 상호 협력 및 길항 등의 작용을 통하여 사용된다.

03
미네랄 결핍증 자가 진단법

미네랄 부족 시대에 건강을 유지하려면 무엇보다도 먼저 나 자신이 미네랄 부족인지 아닌지를 알아야 한다. 아래에 나열된 증상 중에서 자신에게 해당되는 항목이 3개 이상이면 미네랄 부족, 6개 이상 해당되면 미네랄 결핍이라고 한다. 물론 이와 같은 증상은 다른 원인이나 미네랄 부족이 불러온 질병에 의해서도 나타날 수 있지만, 미네랄은 포괄적으로 인체에 영향을 미치므로 자가 진단 후 미네랄 결핍에 해당할 경우 미네랄을 충분히 보충해 준다면 증상을 완화시킬 수 있다.

① 단 것을 좋아한다.
② 머리에 비듬이 많다.
③ 모기 등 벌레가 잘 문다.
④ 사람을 만나는 것이 귀찮다.
⑤ 상처가 쉬 곪는다.
⑥ 자주 갈증을 느껴 물을 많이 마신다.

⑦ 술을 자주 잘 마신다.

⑧ 쉽게 피로를 느낀다.

⑨ 아침에 발기하지 않는다.

⑩ 아침에 눈을 뜨면 눈이 침침하다.

⑪ 일이나 공부에 의욕을 못 느낀다.

⑫ 잇몸에서 자주 피가 나온다.

⑬ 채식보다 육식을 좋아한다.

⑭ 충치가 3개 이상이나 된다.

⑮ 평소에 사소한 일에도 불안 초조감을 느낀다.

⑯ 평소에 식욕이 별로 없다.

⑰ 피부가 약하고 피부염에 잘 걸린다.

⑱ 콜라, 사이다 등 탄산음료를 좋아한다.

⑲ 혈압이 표준 치보다 높다.

따라서 미네랄 부족을 극복하여 건강해지려면 위에 명시된 사항들이 발생하지 않도록 유의하여야 하고, 충분한 미네랄 소금을 섭취하면 개선될 수 있음을 체험하게 된다.

제3장

미네랄 소금 건강

생명 활동을 위해 필요한 영양소 중
미량이지만 부족할 경우 심각하게 건강을 위협하는 요소가
바로 비타민과 미네랄이다.

현대 인류의 질병의 원인은 세균에 의한 질병을 제외하고는
대부분 체내에 쌓인 독소와 필수 영양소의 부족이라고 볼 수
있다. 미국 사람들의 99%가 미네랄이 부족한 상태이며, 중요
한 미네랄 중 어느 하나라도 현저히 부족하게 되면 실제로 병
을 가져오게 된다. 극히 미량이 필요한 어느 한 성분이라 할지
라도 균형이 깨지거나 상당량 결핍된다면 우리를 병들게 하고
고통을 주며 생명을 단축시킨다. 미네랄이 부족하면 비타민과
효소도 쓸모없고. 비타민은 영양에 있어 필수 불가결한 복잡한
화학 물질이며 신체의 일부 중 특별한 조직이 정상적인 기능을
하기 위해서는 각각의 비타민이 매우 중요하다.

일부 비타민의 부족은 신체에 질병을 일으키기도 한다. 효소

가 부족하게 되면 소화 작용과 대사 작용을 할 수 없어 병에 걸리게 된다. 그러나 이렇게 중요한 비타민과 효소는 미네랄 없이는 그 기능을 다 하지 못한다. 비타민이 부족할 때 인체는 미네랄을 사용할 수 있지만, 미네랄이 부족하게 되면 비타민은 쓸모없게 된다.

01
미네랄 소금 건강의 주요 역할

신진대사 촉진

소금은 음식물을 분해하고, 노폐물의 배설 처리 역할을 하는 신진대사가 이뤄지게 하는 역할을 한다. 세포 안의 낡은 것을 밀어내고 새로운 것을 받아들이는 신진대사가 원활하게 이루어지지 못할 때 혈액이 산성화되고 면역성이 떨어져 각종 질환에 걸릴 확률이 높다. 병원에서 수술 후 링거를 계속 맞는 것은 수술 전후에 신진대사가 활발하게 하여 세포 활성화를 시키는 것이며 신진대사가 활발한 어린이는 상처가 나도 금방 아물어 버린다.

갈증 해소

갈증을 느낄 때 물만 들이켜게 되어 더 갈증을 느끼게 될 뿐 아니라 체력도 소모되어 축 늘어지기 쉽다. 그 이유는 몸 안에 수분이 많아져 식욕을 못 느끼는가 하면 소화액이 묽어져 소화 기능을 떨어뜨리게 된다. 그러면 체내 혈당치도 저하돼 자연 체력이 쇠약해지는 것이다. 따라서 이때는 약간의 염분수를 마셔주면 신진대사를 활발하게 하고 활력을 되찾아준다. 운동선수들이 지칠 때 알칼리성 이온 음료를 마시는 것도 이러한 이유에서 비롯된다. 여름 훈련병에게 소금을 먹게 하는 이유도 마찬가지이다.

적혈구 생성, 혈관 정화작용

적혈구의 주성분은 철분이며 음식물 중의 철분을 소화시키는 것은 위염산이다. 위염산은 소금 속에 함유된 염소이온이 만들기 때문에 부족하면 소화가 안 될 뿐 아니라 철분이 부족하여 적혈구가 생성되지 않아 빈혈이 된다. 우리 혈액 속의 적혈구는 산소를 각부 조직에 운반하는 중요한 기능을 가지고 있는데 이 적혈구는 염도 0.9%에서 제 기능을 충분히 수행하여 온몸에 산소를 원활히 공급한다. 따라서 미네랄 소금 섭취가 부족하면 소화가 안 될 뿐만 아니라 철분이 부족하여 적혈구가 생성되지 않아 빈혈이 된다. 이와 더불어 혈관의 벽에 침착되어 있는 광물질을 제거해 혈관의 경화를 막고 정화시켜 줘 동맥경화 · 고혈압을 예방하는 데도 도움이 된다.

체액 균형

갈증이 올 때 흔히 물만 많이 들이켜는데, 이때 우리 몸은 체액의 불균형을 초래하게 된다. 염분은 수분을 적당하게 조절하여 신진대사가 산성이나 알칼리성으로 치우치지 않게 하고 영양분을 흡수, 저장하게 한다. 체액에 녹아있는 0.9%의 소금이 바로 체액을 약알칼리성으로 균형 있게 유지시키는 비결이다.

소화 작용

소금은 가장 좋은 소화제다. 소금은 장기의 운동을 원활하게 해 준다. 소금이 없으면 소화, 분해, 흡수, 배설이 되지 않는다. 식사를 많이 하여 속이 더부룩할 때에 미네랄 소금을 많이 먹어주면 위액 분비가 원활해져 소화를 잘 시켜낸다. 특히 미네랄 소금은 위액의 주요 성분이 된다. 소금의 각 성분은 서로 작용해 위염산을 만드는데, 소금을 먹지 않거나 적게 먹으면 위액이 만들어지지 않는다. 그렇게 되면 위가 약해져 소화가 잘 되지 않는다. 또한 소금은 신장, 위장, 간장을 활성화시켜 배설 기능을 촉진 시킨다. 소금은 위와 장벽에 붙은 불순물을 제거하고, 장의 유동 작용을 도우며 장내의 이상 발효를 방지하여 장의 기능을 높여준다. 즉 영양분이 체내에 골고루 공급되도록 하는 것이다.

해독 살균작용

소금은 소염과 해독 살균작용을 한다. 염분은 피를 깨끗하게 하며 혈액순환을 원활하게 하여 질병에 대한 저항력을 높여 줌으로써 인체 내에 유해한 물질이나 세균이 침입하여도 세포와 혈관에는 침입하지 못하도록 하여 건강을 유지시켜 준다.

만일 혈액 중의 염분 농도가 정상치보다 낮으면 혈액이 탁해져 몸 안에 염증炎症이 쉽게 생기게 되는데, 모든 암은 이와 같은 염증이 자라서 된 것이며, 또한, 담즙이나 입속의 침에 소금기가 부족해지면 입속의 침[진액(津液)]이 담痰: 가래으로 변하게 되어 이것이 또한 암이 빨리 진행되도록 만들며 더 나아가 간질, 정신분열, 우울증, 조울신경증, 자폐증 등 정신질환까지 유발하는 것으로 드러났다. 평소에 강력한 소염消炎 효과가 있는 적정량의 소금 섭취가 대단히 중요하다.

약간 부패한 음식을 먹어도 배탈이 나지 않는 것은 염분의 살균작용 때문이다. 염분은 신체 내에 유해한 물질이나 병균이 침투하여도 세포와 혈관에 침투하지 못하도록 인체에 저항력을 높여준다. 그늘지고 습하여 불결한 곳, 하수도, 쓰레기장에 적절하게 소금을 뿌려 놓으면 파리나 모기의 번식을 막을 수 있으며 벌이나 지네에 물렸을 때도 소금을 환부에 발라주고, 계속 마찰하여 독을 빼내면 아픈 통증도 가라앉고 부은 것도 빠지게 된다.

옛날에 벌에 물렸을 때 된장을 발랐던 민간요법도 염분으로 독성을 약화시킨 원리라고 할 수 있다. 소금이 외부적인 해독이나 소독살균을 하기도 하지만 인체 내에 들어와서도 유해물질을 부패하지 못하게 하는 이치도 마찬가지로. 신체 내에 유해한 물질이나 세균이 침입하면 세포, 혈관에 침입하지 못하도록 해주는 것이 염분이다. 그러므로 만약 혈액이나 다른 곳에 염분이 부족하면 염증이 오게 된다.

인체 중 염분의 농도가 가장 높은 곳은 심장, 그래서 심장을 소금 덩어리 '염鹽통'이라고 부르기도 한다. 심장은 염분 농도가 높은 만큼 살균 작용이 강해 암세포가 침범하지 못하는 유일한 장기다. 그래서 심장 암이란 말이 없다. 또 염분이 부족하면 신장이 소변 속의 염분을 재흡수해서 사용함으로 체내 노폐물을 배출시키지 못해 독소가 쌓이고 신장은 지치고 만다.

심한 허기증이 생길 때 소금을 약간 물에 타서 마시면 체력의 소모를 최대한 줄일 수 있다. 금식 전에 위세척을 하고 금식 중 적당한 소금물을 섭취하면 체력소모를 최소화할 수 있다. 소금은 천연의 해독제다. 세포의 기본 물질들은 단백질, 당, 인산, 염기Salt로 구성되어있는데 세포에 염기가 없으면 세포의 변이가 발생되고, DNA 생성이 어려워 바이러스에 취약해진다.

해열 지열 작용

손가락을 베었거나 못에 찔렸을 때 등 찰과상으로 피가 나는 부위에 소금을 바르면 금세 검은 피가 맑게 되고 피가 응고되는 것을 볼 수 있다. 소금은 체내에서 해열과 지열 작용을 하기 때문이다.

세포 활성화

소금은 죽거나 파괴된 세포를 빠른 속도로 회복시켜 주는 세포 생산 역할을 한다. 깨끗한 물과 함께 질 좋은 미네랄 소금을 섭취하면 신체활동에 활기를 주게 되는 것은 물론 세포작용을 도와 기미, 주근깨, 여드름, 무좀, 아토피 등 각종 피부 트러블을 없애는 데도 효과가 있다. 경희대 소금연구소의 실험에 의하면 천일염 소금을 대나무와 황토에 9번 구워 만들어낸 죽염의 경우 뇌세포가 새롭게 생성되어 자라는 것을 증명했다. 천일염은 그대로 살아있고 화학 소금은 금세 죽어버린 것이다.

소금은 에너지의 흐름을 소통시키는 역할을 한다. 또한 소금을 먹지 않으면 세포조직 자체가 느슨해진다. 엄마의 양수가 0.9% 체액을 유지하지 못하면 아토피, 기형아, 소아 당뇨 등 약한 아이가 태어난다. 염성이 풍부한 사람은 잔병도 걸리지 않을뿐더러 항상 싱싱하고 원기가 충만해 보인다.

심장 신장 기능 강화

심장은 하루도 쉬지 않고 혈액을 펌프질하는데 심장 근육에도 염분이 포함되어 있으므로 소금을 전혀 섭취하지 않는다면 심장 기능에 문제가 발생한다. 또한 신장도 마찬가지로 체내에 염분이 부족하면 신장은 소변 속의 염분을 한 번 더 흡수하여 체내로 돌려보내게 되는데 그럴 경우 소변의 양은 줄게 되고, 체내의 노폐물 또한 배출되지 않아 독소가 쌓이게 된다. 적당한 소금의 섭취로 심장과 신장의 기능을 원활히 해야 한다.

미네랄의 주 공급원

천연 미네랄 소금은 미네랄의 보고이다. 소금은 끌어당기는 성질을 가지고 있어서 좋은 것, 나쁜 것 가리지 않고 인체에 꼭 필요한 다량의 미량원소를 비롯하여 온갖 중금속을 머금고 있다. 자연에서의 소금은 핵비소, 각종 중금속을 함유하고 있어 몸에 좋은 면도 있는 반면에 몸에 해로운 면도 있다. 그래서 위대한 우리의 선조들은 천일염을 볶거나 황토, 대나무에 소금을 구워서 섭취하였다. 인체가 제대로 성장하지 못하고 현대병에 고통을 받고 있는 것은 식품영양학에서 말하는 칼로리가 아니라 생명을 유지하는데 필요한 미네랄 부족 현상 때문이다.

필수 미네랄, 미량 미네랄, 초미량 미네랄 등이 들어있는 미네랄 소금을 섭취하면 질병을 예방할 수 있다. 인체의 생리 기능에 절대 필요한 미네랄은 깨끗한 물속에도 소량이 존재하지만, 음식물을 통하여 공급되며 미네랄의 주공급원은 바로 미네랄 소금인 것이다. 그러므로 물을 마실 때 미네랄 소금을 타서 마셔주는 것이 미네랄을 보충해주는데 가장 좋은 방법이다.

소금은 천연의 방부제이다

미네랄 소금을 충분히 먹으면 병에 걸리지 않는다. 굴비, 자반고등어, 각종 생선 절임, 김치, 장류, 오이지, 장아찌, 젓갈 등을 절인 이유가 바로 그것이다. 특히 좋은 소금을 충분히 섭취하여야 심장, 간장, 신장이 건강하다. 당뇨, 고혈압, 위염, 위궤양을 예방하고, 근무력증, 각종 피부병, 염증, 질병, 암에 걸리지 않거나 빨리 낫는다. 암이 가장 싫어하는 것이 산소, 햇볕과 더불어 바로 미네랄이 풍부한 소금이다.

소금은 혈액 온도를 따뜻하게 하는 역할을 한다.

현대화되어 갈수록 사람의 체온은 점점 떨어지고 있다. 체온이 떨어지면 면역력이 떨어져 각종 질병이 찾아온다. 스트레스, 오염된 환경, 과식, 운동 부족, 과도한 경쟁, 업무 과다, 실내 근무, 인터넷 사용 급증, 스마트폰, 선풍기 및 에어컨, 잘못된 건강 정보, 농약 화학비료 농산물, 화학첨가물이 들어간 음식, 잘못된 생활습관 등으로 인해 현대인들의 평균 체온은 점점 내려가고 있다. 그 이유는 소금이 든 음식은 먹지 않고, 단 음식을 많이 섭취하기 때문이다.

특히 어린이와 젊은이들이 단 음식을 좋아해 체온이 36.5℃ 이하인 경우가 너무 많아졌다. 그래서 교과서의 정상체온36.5℃을 35.5℃로 수정해야 한다고 한다. 체온이 정상체온보다 1℃가 낮아지면, 건강을 지켜주는 신체의 힘인 면역력이 약 30%, 신진대사는 12% 정도 떨어지며 1℃ 높아지면 면역력이 5배 증강한다.

정상 체온36.5℃은 건강을 유지하는 데에 매우 중요하다. 몸속에 따뜻한 피가 흐르고 면역체가 제 역할을 하기 딱 좋은 온도가 36.5℃이기 때문이다. 체온과 면역력은 밀접한 관계가 있다. 체온이 0.5~1℃만 바뀌는 것만으로도 여러 가지 에너지 대사나 몸속에 작용하는 효소 같은 물질이 활동에 영향을 받게 되어 체온이 떨어지면 면역력이 함께 떨어지고 혈액순환이 제대로 되지 않고, 신체 균형을 잃고, 각종 질병에 쉽게 노출되는 것이다.

염분이 부족하면 온도와 체온이 떨어져 혈액순환이 느려지고 혈액의 기능이 약화되어 신체 전반의 기능이 저하된다. 핏속에 있는 적혈구가 세포로 부화하는 온도인 화씨 100도섭씨 37.7도를 만들어주는 것이 소금이다. 혈액을 따뜻하게 하여 건강한 체온을 유지하는 유일한 원소가 바로 미네랄 소금이다.

소금은 생명의 원천이다

일부 의사들은 겨울 동안 야채 등에 함유된 비타민C 섭취 부족, 온도 상승, 불면 등 다양한 이유를 대고 있지만, 그 이유는 봄에 만물이 화생化生을 하기 위해 많은 소금기, 즉 염성을 필요로 하여 산천초목山川草木이 염성을 뺏어가기 때문이다. 다시 말하여 사람에게 소금 부족 현상이 오기 때문이다. 옛날 우리 어머니들이 봄에 장독 뚜껑을 열어놓지 못한 이유도 장이 산천초목에게 소금을 빼앗겨 싱거워지고 곰팡이가 피기 때문이다.

인체의 생성도 소금으로 세포를 탄력 있게 만들어 장기를 찰지게 하고, 신경을 튼튼하게 하며 내장, 혈관, 근육, 신경, 뇌 등을 수축해 순환작용에 절대적으로 없어서는 안 될 역할을 한다. 신체의 가장 중요한 심장은 바로 염통_{소금 덩어리}으로 심장은 고대로부터 생명과 동일한 의미였다. 그래서 심장이 뛰지 않으면 곧 사망을 의미했고, 이는 현대에도 변하지 않는 상식이다.

소금은 신체의 유연성과 생활의 균형을 유지하게 한다

일반적으로 동물들은 몸에 짠맛을 많이 보유하고 있고, 식물들은 단맛을 많이 갖고 있다. 육식동물이 초식동물보다 유연한 몸을 가진 이유는 짠 것은 유연함을 유지시켜 주고, 단 것은 경직됨을 유지시켜 주기 때문이다. 단 성분을 많이 먹고 짠 성분을 적게 먹으면 유연성이 떨어진다. 대체적으로 짠 것을 좋아하는 사람은 의욕적이고 활동적이며 단 것을 좋아하는 사람은 내성적이고 비활동적인 경향이 많다.

즉 채식주의자들은 정적인 사람이 많으며 육식을 선호하는 사람들은 동물이 뛰어다니듯이 활동적이다. 때로는 너무 지나친 행동을 하는 경우를 보이기도 한다. 미네랄 소금으로 발효시킨 우리나라 전통 된장, 고추장, 간장, 김치, 오이지, 장아찌 등을 충분히 섭취하면 몸의 유연성과 정적인 동시에 동적으로 되어 생활의 균형을 유지할 수 있다.

인체는 미네랄 소금이 없이는 생명을 유지할 수 없다. 미네랄 소금은 우리 인간 생명 활동의 원동력이다. 미네랄 소금은 혈액, 임파액, 소화액뿐만 아니라 근육, 피부, 소변, 땀 등 모든 세포에 포함되어 있으며 체액이 약알칼리성$_{pH7.4}$을 유지하게 하고, 삼투압을 유지하며 담즙 취장액, 장액 등 알칼리성 소화액을 만든다. 근육의 수축 등 생리적 작용에 필수적으로 체질에 맞게 충분한 양의 미네랄 소금을 섭취하면 건강12088234를 달성할 수 있다.

02
특별히 미네랄이 필요한 사람들

최근 풍요로운 경제 활동 때문에 탄수화물, 지방질, 단백질 3대 영양소를 풍부하게 섭취하게 되어 오히려 과잉 상태가 되었으나 불규칙한 식사 및 환경오염에 의해 미네랄, 효소, 비타민은 심각한 부족 현상 속에 살아가고 있다. 이로 인해 비만이 빠른 속도로 증가하고 있으며 현대의학으로 해결할 수 없는 다양한 질병이 급증하고 있다. 그 주요 원인은 비타민, 미네랄, 효소의 부족으로 에너지 대사에 이상을 일으켜 만성적으로 피로를 느끼며 의욕이 없어지고 활력이 떨어지기 때문이다.

비타민이 부족하면 흔히들 비타민을 쉽게 찾아 섭취하고 있지만, 미네랄에 대한 인식은 잘 알려져 있지 않아 미네랄 부족으로 상태를 개선하지 못하고 있는 실정이다.

특히 비만한 사람은 해로운 중금속 미네랄은 체내에 많이 쌓여 있고, 필수 미네랄은 절대적으로 부족하다는 사실이다. 비만뿐만 아니라 당뇨, 고혈압, 심혈관질환 등을 예방하려면 균형 있는 미네랄 섭취가 필수적임을 잘 인식하지 못하고 살아가고 있는 것이다.

다음과 같은 사람들은 미네랄이 부족한 현상이므로 미네랄 보충에 특별한 관심을 가져야 한다.

· · · · · · · · · ·

✻ 미네랄이 필요한 사람들 ✻

- 건강하고 정력적인 성생활을 유지하기 위한 사람
- 건강회복 중 인자, 질병 후 건강을 회복 중인 사람
- 고령자, 노인, 고령화에 의해 신진대사가 저하되는 노인
- 골다공증 환자
- 다이어트로 인해 불규칙한 식사를 하는 사람
- 당뇨병 환자
- 무좀과 같은 만성 질병을 갖은 환자
- 사냥, 등산 등 야외활동이 잦은 사람
- 성장기의 어린이와 청소년
- 수험생 : 과다한 수업으로 두뇌 활동량이 많은 수험생

- 심각한 칼슘 부족으로 골격과 치아가 약한 사람
- 신장병 환자
- 아토피성 피부질환 환자.
- 운동선수 : 매일 과다한 운동으로 인해 체력소모가 많은 운동선수
- 육체노동자 : 농부 등 과다한 체력소모를 해야 하는 육체 노동자
- 유전적으로 암 등의 성인병에 노출될 위험이 있는 사람
- 임신 수유부 : 임신 기간, 출산 후 또는 수유 중인 수유부
- 정수기 물미네랄 등을 필터로 걸러 낸 물을 오랜 기간 마신 사람
- 지능의 성장 및 신체 발달이 더딘 어린이
- 직장인 : 과다한 업무와 스트레스로 지친 직장인
- 채식을 주로 해야만 하는 종교인
- 허약체질 : 땀을 많이 흘리고 쉽게 피로를 느끼는 사람

· · · · · · · · · ·

제 4부

로하스 건강과
자기 건강 지킴이

제1장
로하스로 가는 길

나만 잘 먹고 잘사는 이기적인 웰빙이 아닌
이웃과 자연과 환경을 고려하는 로하스 세상으로 가는 길에는
어떤 방법이 있는가?

　　인간의 이기심과 욕심은 결국 자연 생태계를 파괴하고, 많은 재앙을 초래하게 되어 지속 가능한 웰빙을 이루기가 어렵다. 진정한 웰빙은 나만 잘 먹고 잘사는 이기적인 욕심이 아니라 이웃과 자연과 함께 지속적으로 잘 살아가는 '로하스 세상'이 되어야 하는 것이다. 로하스를 추구하는 사람들은 스스로가 건강해지려면 사회와 환경이 먼저 건강해야 한다는 생각으로 친환경적 소비, 친환경 경영, 사회적 책임 경영 활동을 통해 개인 삶의 이익만을 찾는 게 아니라 이웃 환경 생태계 등을 고려한 지속할 수 있는 건강한 삶을 추구하고 있다.

01
로하스 세상을 위한 실천법

　로하스란 웰빙의 차원을 초월하여 이웃과 자연과 환경이 모두 함께 지속적으로 건강하게 유지되는 삶의 양식을 말한다. 미국은 1977년 미 상원 영양평가보고서 발표 이후 웰빙 건강 붐이 일어나기 시작하여 2000년부터 '로하스LOHAS'라는 용어를 사용하면서 '로하스족族'이 생기기 시작했다. 로하스는 개인의 정신적·육체적 건강뿐 아니라 자연과 환경까지 생각하는 친환경적인 소비 트렌드를 보인다. 더 나아가 자신의 건강뿐만 아니라 후대에 아름답고 건강을 세상을 물려줄 미래의 소비 기반의 지속가능성까지 고려하는 사회적 웰빙이다.

　대표적인 활동으로 장바구니 가지고 다니기, 개인 물컵 갖고 다니기, 천으로 만든 기저귀나 생리대 사용, 일회용품 사용 줄이기, 에너지 절약, 유기농 직거래 소비 운동, 농약, 화학비료 줄이기, 건강 먹거리, 제철 먹거리, 슬로우푸드, 로컬푸드, 인스턴트 줄이기, 친환경 소재 사용하기, 친환경 주택, 천연 의류 선호, 숲 가꾸기, 프린터의 카트리지 재활용을 활용하는 사람들로 이들을 로하스족이라고 한다.

로하스족이 되어 보자
인간은 소비하는 존재로 상품과 자연자원을 쓴다. 전 세계

76억 인구가 지금 이 순간도 동시에 유한한 지구 자원을 소비하고 있다. 국제연합UN은 2030년 80억, 2050년에 세계의 인구수가 100억 명으로 늘어날 것이라고 예측하고 있다. 인구가 계속 늘어나면 인류의 미래는 자원 고갈과 자연 파괴를 피하지 못하고 결국 멸망의 종지부를 찍을 수밖에 없지 않을까?

이에 인류 공동체의 더 나은 삶과 건강하고 균일한 성장을 이루는 세상을 만들기 위해 친환경적이고 경제적인 소비생활을 지향하는 로하스족이 늘어나야 한다고 생각한다. 또한 지구 자원의 낭비를 줄이고 재활용할 수 있거나 재생 에너지를 쓰는 제품, 지구 환경을 배려한 유기농 제품 생산을 더욱 증가시키는 생명 운동이 절실하게 필요하다.

과연 나는 신체적, 정신적으로 건강함은 물론 환경과 사회적 책임을 생각하고 실천하고 있는 소비 계층인 로하스족에 속하고 있는지 점검해 보자.

. . . .

** 로하스족 체크포인트 **

- 유기농 음식을 선호하며 자기 건강 관리에 힘쓴다.
- 공기가 좋은 곳을 자주 찾으며 황토집이나 목재 주택에 거주하고 있다.
- 천연섬유 의류를 선호한다.

- 플라스틱 등 화학제품을 멀리하고 유리 토기 등 친환경 제품을 선택한다(플라스틱 컵이나 종이컵 대신 유리컵을 사용한다).
- 수세식 변소 사용을 최대한 자제한다.
- 자연과 환경보호에 적극적이다.
- 리사이클링 재생 원료로 만든 제품을 구매한다(일회용품 사용을 반대한다).
- 지속 가능성을 고려해 만든 친환경 제품에 추가 비용을 지급할 용의가 있다.
- 주변에 유기농 친환경 제품을 적극적으로 홍보한다.
- 지구 환경 영향을 고려해 구매를 결정한다.
- 재생 가능한 원료와 지속 가능한 재료를 이용한 제품을 선호한다.
- 이웃과 전체 사회를 생각하는 의식 있는 배려하는 삶을 영위한다.
- 인스턴트식품 패스트푸드 소비를 절제하고 육류소비는 12.5% 선을 유지한다.
- 자가용보다는 대중교통을 이용하고, 대중교통보다는 걷기를 좋아한다.

※ × 보다 ○가 많을수록 당신은 로하스족에 가까운 사람이다.
· · · · · · · · · ·

224

건강컨설턴트가 되자

건강관리사는 말 그대로 건강한 삶을 살아가기 위해 건강을 관리해주는 사람으로 다이어트 관리사, 건강 운동관리사, 발 관리사, 식생활관리사, 영양관리사 등 다양한 건강관리사가 있다. 식생활은 생활에 있어서 음식물과 이의 섭취와 관련된 모든 활동을 포함해서 말하는 것으로 음식물의 채취와 가공, 조리, 섭취, 식사 예법 등의 모든 활동을 포함한다. 누구나 건강한 식생활을 하고 싶어 한다. 그런데 지금 나의 식생활습관은 올바른 것인지, 혹시 잘못된 것은 아닌지 살펴보아야 한다.

또 음식을 골고루 먹고 있는지, 알맞은 양의 음식을 먹고 운동을 잘하고 있는지, 식사를 제때 하고 있는지 확인해 보아야 한다. 또한 간식을 안전하고 슬기롭게 선택하는지, 식사를 예의 바르게 하고 있는지도 살펴보아야 한다.

아래의 표를 보고 자신에게 해당하는 내용에 표시한 뒤 점수를 더해 40점 미만으로 나오면 식생활 습관을 고쳐야 한다.

. . . .

❊❊ 식생활 점검표 ❊❊
〈잘함 3점, 보통 2점, 못함 1점〉

음식은 다양하게 골고루

① 편식하지 않고 골고루 먹는다. (　　)

② 끼니마다 다양한 채소 반찬을 먹는다. (   )

③ 생선, 살코기, 콩 제품, 달걀 등 단백질 식품을 일 1회 이상 섭취한다. (   )

④ 잡곡류 식사를 즐겨한다. (   )

많이 움직이고, 먹는 양은 알맞게

⑤ 매일 한 시간 이상 규칙적인 운동 또는 노동 활동을 한다. (   )

⑥ 표준 몸무게 체형을 유지한다. (   )

⑦ TV, 스마트폰, 컴퓨터 사용시간은 일 2시 시간 이내이다. (   )

⑧ 식사와 양은 규칙적으로 적당하고 먹는다. (   )

식사는 제때, 좋은 소금섭취

⑨ 아침밥은 꼭 먹으며 하루 세끼 규칙적으로 한다. (   )

⑩ 음식은 천천히 60회 이상 꼭꼭 씹는다. (   )

⑪ 정제염 소금을 사용하지 않으며 튀김 기름진 음식은 적게 먹는다.

간식은 안전하고, 슬기롭게

⑫ 간식으로 신선한 유기농 과일만을 먹는다. (   )

⑬ 과자나 탄산음료, 패스트푸드는 멀리한다. (   )

⑭ 불량 식품은 절대로 먹지 않는다. (   )

⑮ 식품의 영양 성분표시를 반드시 확인하고 선택한다. (   )

식사는 가족과 함께, 예의 바르게

⑯ 가능한 가족이나 이웃과 함께 식사하려고 노력한다. (　)

⑰ 음식을 먹기 전에 반드시 손을 씻고 감사기도를 드린다. (　)

⑱ 음식은 바른 자세로 앉아서 농부에게 감사한 마음으로
　먹는다. (　)

⑲ 음식은 먹을 만큼 담아서 먹고 남기지 않는다. (　)

출처 : 식품의약품안전처 자료 참조

· · · · · · · · · ·

　대다수 현대인은 각종 스트레스와 다양한 질환에 시달리고 있다. 바쁘기도 하지만 대부분의 사람은 자신의 건강을 돌보고 싶어도 '무엇을, 어디서부터' 시작해야 할지 모르는 경우가 많다. 현재 우리나라는 미국과 일본처럼 〈사람-병원-약국-사람〉의 의료 시스템으로 되어 있다. 아프면 병원에 가서 진료를 받고 약 처방을 받아 약국에서 약을 구입하는 시스템인데, 이러한 방법으로는 치유율을 높일 수 없다. 20% 미만이다.

　이에 대한 문제점을 해결하기 위해 전문적으로 타인의 건강을 체크하고 상의하여 체질에 맞는 식생활 습관과 운동요법을 통하여 각종 성인병과 비만을 조절하게 해주는 전문인 제도가 있다. 바로 건강컨설턴트인 건강관리사제도이다.

　선진 유럽국가, 뉴질랜드, 호주, 캐나다 등 선진국의 퇴행성 질병의 진료 체계는 병원의 의사로부터 진료를 받고, 약국에

가서 약을 받고, 반드시 건강컨설턴트로 부터 음식에 대한 처방을 받아 가서 리포트를 작성해 가면서 질병을 치료하는 것이 제도화되어 있다. 즉 국가에서 인정한 건강 전문가가 있어, 〈사람-건강컨설턴트-병원-약국-건강 컨설턴트-사람〉 시스템으로 주로 부유층을 중심으로 총체적인 건강관리를 담당해 오고 있다. 건강컨설턴트는 해당 사람의 식생활습관, 생활환경, 성격, 취미 등을 잘 파악하고 있어서 건강 유지에 관해 적절한 자문을 해준다.

이러한 시스템으로 40%가 치유된다고 한다. 그러나 세계 최고의 의료 선진국이라고 자처하는 미국, 일본은 동일한 질병의 경우 병원 처방 후 약만 받아 가는 체계를 가지고 있으며 치료율이 20% 미만에 불과한 실정이라고 한다. 아직까지 우리나라에서도 국가가 인정하는 건강컨설턴트 · 건강관리사 제도가 없고, 민간단체가 주도하는 건강관리사가 있지만, 수요에 비해 턱없이 부족한 실정이다.

특히 고령화 현상으로 노인들은 더 많은 의료서비스를 받아야 하는데 간호사가 턱없이 부족한 탓에 현재 노인요양사 시스템으로는 효율적인 노인건강을 보장하지 못하고 있고, 미래에는 선진 유럽처럼 노인을 특별하게 돌보는 건강관리사 제도가 도입되어야 할 것으로 예측된다.

따라서 우리는 각자 자신의 건강을 관리할 수 있는 건강 분야에 대한 전문적인 지식과 능력을 갖추는 것이 필요하다.

또한 국가 차원에서도 건강컨설턴트Health Consultant, Health Adviser 자격 제도를 도입하여 식생활개선 서비스를 비롯하여 양질의 우수한 건강증진 서비스를 제공함으로써 국민 건강을 더 효율적으로 지켜야 할 것이다.

유기농 직거래 소비 운동에 참여하자

'농촌이 살아야 민족이 산다'라는 구호를 외치며 유기농 직거래 소비 운동을 시작한 지 30년이 되어 간다. 병아리도 한 마리 키워 보지 않은 사람이 농촌살리기 운동을 한다고 하니 주변에서 비웃는 경우도 많았다. 나라 발전에도 늘 근본이 중요하다. 생명 산업인 농업은 항상 국가 경제의 근본이 되어야 한다. 농촌 사랑이 바로 애국이라고 생각하고 '농촌 사랑, 이웃사랑, 자연사랑'인 생명 운동을 실천하게 된 것이다.

하버드대 사이먼 쿠즈네츠노벨 경제학 수상자가 말한 "후진국이 공업화 산업화를 통해 중진국으로 도약할 수는 있지만, 농업 농촌이 발전하지 않고서는 선진국에 진입할 수 없다"라는 의미는 국가 발전을 위해서 농업 농촌은 경쟁의 대상이 아니라 보호의 대상이며, 또한 전 국민의 애정 어린 관심과 정부의 많은 지원이 불가피한 것이라고 해석된다. 농업은 자본주의 경제의 논리가 아니라 국가 안보 생명 지키기 논리인 것이다.

WTO, FTA 등 농산물 시장개방으로 만일 농촌이 붕괴된다면 국가 안보의 근간이 되는 생명의 먹거리 확보에 많은 어려움을 겪게 될 것이다. 이에 어떠한 방법을 동원해서라도 농촌을 지키는 운동이 확대되어야 할 것이다. 러시아의 주말 별장인 다차, 클라인 카르텐, 취미형 주말농장, 휴양체류형 주말농장, 사원복지 주말농장 등 도시인들이 자연으로 돌아가 농촌을 사랑하며 농촌을 지키는 일 등 다양한 방법이 모색되어야 한다.

함석헌 선생은 "개인 사상의 자유와 촌락공동체의 자치를 무시하는 민족은 멸망할 것입니다. 그러나 이 시련을 정신으로 이기고 나면 인류를 건지는 운동의 앞장이 될 것입니다"라고 말했다. 일가 김용기 선생님은 "농촌 없는 민족은 있을 수 없다. 농촌이 살아야 민족이 산다"라고 강조하였다. 프랑스 부모들은 자녀들에게 농부가 되라고 권면한다고 한다.

이처럼 농업, 농민, 농촌이 중요한 이유를 좀 더 살펴보자.

① 사람이 살기 위한 의식주 가운데 생명을 유지시켜주는 에너지, 식食인 먹을거리는 식량을 공급한다. 농업은 생명이다.

② 정화된 신선한 공기를 제공하여 건강을 지켜준다.

③ 생태계 자연환경을 지키고 휴식처를 제공하는 쉼과 회복이 있는 공간이다.

④ 지역공동체와 더불어 사는 아름다운 마을 농심이 있는 마을을 유지한다.

⑤ 식량안보를 유지하며 물가를 안정시켜 준다.

⑥ 농촌 어메니티Rural Amenity를 제공하며 국토의 도농 간

균형발전을 유지한다.

⑦ 홍수 조절, 대기 정화, 수질 정화, 기후 순화, 토양 보전 등 다원적 가치가 있다.

⑧ 인간의 심신을 정화시키며 현대의학으로 고치지 못하는 현대병을 치유한다.

⑨ 전통 민속 문화를 보존 유지시켜 준다. 농촌은 모든 사람의 고향이다.

⑩ 농업은 천하의 사람들이 살아가는 큰 근본이다. 농자천하지대본農者天下之大本.

그러나 문민정부 · 국민의 정부 · 참여정부들이 국제화 · 세계화 · 신자유주의 정책을 앞다투어 밀어붙이면서 결코 자본화될 수 없는 농촌에까지 자본화를 추진한 결과 지금 농촌은 전통적인 한국인 참삶의 모습이 파괴되어 농심이 사라진 지 오래다. 농촌 지역공동체가 붕괴되어 가고 있고, 농촌공동체가 자본 시장화 되어가고 있다. 농작물을 인간의 건강, 삶의 행복과 연결시키지 못하고 돈의 가치로만 생각하고 있다.

농촌 자본화의 오염으로 이제 농촌도 물질의 풍요가 삶의 기준이 되어가고 있는 매우 안타까운 실정이다. 자본축적을 위해서라면 윤리적 차원을 망각한 채 비인간적 행위도 서슴없이 하게 된다. '삶의 고급화'를 추구하는 현대사회에서 농민들의 뒤늦은 천박한 자본주의에의 오염은 농촌의 자멸은 물론 농촌

공동체의 붕괴와 함께 국민 정서의 괴멸을 초래할 위기에 처해 있다. 농업 농촌이 붕괴되지 않게 하는 유일한 길은 농민과 도시인이 함께 참여하는 농산물 직거래 소비 운동이다.

요사이 경제학자들은 "도시는 꽃, 농촌은 뿌리"라고 농업 농촌의 발전을 화두로 삼고 있다. WTO 이후 "농촌이 살아야 나라가 산다"라고 환경운동가들이 외치며 지금까지 추진해왔던 다수확 증산정책에서 벗어나 환경을 살리고 생명을 존중하는 지속 가능한 농업인 친환경 유기농을 실천하는 길만이 농업을 살리는 지름길이라고 한다.

이를 위해 도시소비자들은 '믿음과 건강 소비' 생산자는 '정직과 기쁨 생산'으로 친환경 유기농산물 직거래 소비 운동을 적극적으로 추진해 나가야 할 것이다. 이를 실천하기 위한 방법으로 일본의 생협 운동을 벤치마킹하여 우리나라 실정에 맞는 직거래 소비 운동을 확산해 나아가야 한다.

농촌과 도시가 자매결연을 하는 일, 친환경 유기농산물 꾸러미 회원 가입하기, 생협 조합원 가입 활동 등 건강 먹거리 직거래 소비 운동에 참여하여 생명 산업인 농업을 살리고 농촌을 회복시키는 일이 로하스 세상을 만드는 것이다.

슬로우푸드Slow Food를 즐겨 찾자

우리는 이제 음식이 없어서 못 먹던 시대를 졸업하고 다양한 음식의 풍요 속에서 살아가고 있다. 그러나 '풍요 속에 빈곤'

이라는 말처럼 넘쳐나는 음식들이 과연 건강에 도움이 되는 음식인지를 살펴보아야 한다. 자본주의 시대에 대량생산 대량유통 장기간 보존의 가공 인스턴트식품의 양과 종류가 늘어난 만큼 우리 음식의 질도 좋아졌나를 점검해보아야 한다.

요즘 젊은이들이 선호하는 햄버거, 피자, 라면, 소시지, 햄, 감자튀김, 프라이드치킨 등은 편리는 하지만 영양 불균형, 면역력 저하, 비만, 정서 불안 등 각종 질병을 초래하고 있다. 갈수록 더욱 편리한 것을 추구하는 인간의 자연적 본능과 독신자와 맞벌이 부부의 증가, 핵가족화, 여성의 사회 참여 등이 인스턴트식품, 패스트푸드, 수입 식품 등 인체에 유해한 식품들이 급속히 범람하게 만들고 있다.

모두 '바쁘다 바빠'라고 하며 살아가는데 과연 무엇 때문에 바쁘게 살아가고 있는지, 모든 것이 편리해졌으니 시간적 여유가 많아져야 할 터인데, 도대체 왜 시간에 쫓겨 진정 행복한 시간을 여유롭게 즐기지 못하고 자기 몸을 망치는 일에 주로 사용하고 있는지 모르겠다.

가장 중요한 문제는 건강이다. 건강을 유지하기 위해서는 몸에 좋은 음식을 섭취하여야 한다. 그러나 '바쁘다'라는 이유로 패스트푸드를 섭취하고 있는바, 각종 질병에서 벗어나지 못한 생활을 하고 있다. 바쁜 일상인데 어떻게 하나에서 열까지 집에서 손수 만든 슬로우푸드를 먹고 살 수 있냐고 반문할 수도 있겠지만, 습관적으로 인스턴트식품만을 섭취하는 것은 바람직하지 않다. 당장 나타나지는 않지만 돌이킬 수 없는 부작용을 동반하게 된다. 다만 그 결과가 나타나기까지 다소 시간이 걸릴 뿐이다.

간편한 식품을 때로는 섭취할 수도 있다. 그러나 잘못된 식생활이 습관화되면 현대의학으로 고칠 수 없는 성인병인 생활습관병에 고통을 받게 된다.

인스턴트식품이 우리 몸에 나쁜 이유는 영양의 불균형과 유해 물질을 함유하고 있기 때문이다. 영양소를 골고루 섭취하지 않고 편식을 하게 되면 인체의 면역력이 떨어져 쉽게 질병에 걸리게 된다. 가공식품은 미네랄과 효소와 비타민 부족 현상을 유발시키며 쉽게 피로해지고, 활기가 저하되고, 스트레스에 시달리게 되고, 백혈구가 줄어들어 결국 각종 병원균에 대책 없이 노출되게 된다. 특히 인스턴트식품에 많이 들어 있는 염분은 미네랄이 없는 정제염으로 나트륨 과다 섭취로 인해 당뇨, 고혈압, 고지혈증, 빈혈, 비만과 각종 성인병을 유발한다.

이러한 문제점을 해결하기 위한 목적으로 식약처와 한국 식품산업연합회가 식품안전에 대한 국민적 관심을 유도하고 식품 관련 영업자의 자긍심을 고취시키기 위해 매년 5월 14일을 '식품안전의 날'로 지정하여 다양한 행사를 진행하고 있다. 식품안전 인식 참여를 위해 허위ㆍ과대광고 피해 예방 웹툰 공모전과 불량식품 근절 아이디어 공모전도 열린다. 식품안전 퀴즈, 불량식품 근절 이벤트와 식중독 예방, 식품안전관리인증기

준HACCP, 식품 이력추적관리, 어린이급식지원센터, 나트륨 줄이기 등 다양한 홍보 행사를 진행한다.

또한 최근 정부의 보건의료 정책은 조기 진단과 치료 중심에서 예방적 측면을 중시하고 있다. 건강한 식생활과 운동, 여가활동을 통해 질병의 발생을 근본적으로 줄이는 예방 중심으로 정책 방향을 전환하고 있기도 하다.

그런데 몇 가지 문제가 있다. 인스턴트식품의 과다한 나트륨 문제 때문에 무조건 싱겁게 먹어야 한다는 식의 나트륨 줄이기 운동은 '빈대를 잡기 위해 집을 태우는 일'이라는 것을 모르고 있다. 이것은 나무 한 그루만 보고 전체 숲을 보지 못하는 것과 같은 오류를 범하고 있다.

무조건 국물류 적게 먹기 운동이 대표적이다. 오랫동안 한국인의 밥상에 단골로 오르는 국이나 찌개를 적게 먹으라는 것인데 국물이 없으면 밥을 못 먹는 사람은 어떻게 해야 할까? 물론 짠 국물을 지나치게 섭취하는 것은 건강에 이롭지 않다. 그러나 미네랄이 풍부한 미네랄 소금간수된 순수한 천일염으로 만든 국과 찌개류는 우리 몸에 필요한 다양한 미네랄과 영양소를 공급할 뿐만 아니라 인체 내 나트륨 과다 축적을 배출해 주는 작용을 하므로 체내의 정상적인 염도0.9%를 유지해 주어 각종 질병을 예방해 준다.

인스턴트식품에는 인공나트륨뿐만 아니라 식품의 맛을 내거나 보존하는 데 들어가는 인공합성 감미료와 향미증진제, 인

공방부제, 착색료 안정제, 등 각종 화학 첨가물이 들어 있다. 이러한 인공첨가물이 더 큰 문제이다. 따라서 정부는 가공식품, 인스턴트식품, 패스트푸드에 정제염과 각종 화학첨가물을 과다하게 사용하지 않도록 사전 예방하는 정책을 수행하는 것이 매우 중요하다.

매년 10월 16일은 국제 소비자 기구IOCU에서 '화학조미료 안 먹는 날'로 정한 날이다. 그만큼 우리의 식탁을 점령한 화학조미료가 우리 몸에 무척 해롭다는 의미이다. 그런데 365일 중 하루 만 안 먹으면 되는지 참으로 어리석다는 생각이 든다. 일상생활 속에서 화학조미료를 안 먹는 운동, 즉 '오백식품 피하기' 실천이 가장 바람직하지 않을까? 화학조미료 대신 천연의 맛을 내는 미네랄 소금으로 우리의 전통음식인 슬로우푸드를 확산시켜 나아가야 한다.

그렇다면 인스턴트식품과 전통식품인 슬로우푸드의 차이는 무엇인지 좀 더 구체적으로 살펴보자.

전통식품이란 오랜 세월 동안 한 민족에 의해 발전되어 내려온 식품으로, 그 지방 사람들의 체질과 기후와 토양에 잘 맞는 식품이다. 자연의 천연재료와 양념만을 사용하여 정성을 들여 오랜 시간이 소요된다. 한편 인스턴트식품은 바쁘게 살아가는 현대인의 생활습관에 따라 기업이 대량생산하는 식품으로, 방부제를 비롯 인체에 유해한 각종 화학첨가물을 첨가하고 있다.

더 건강하고 젊게 살고 싶다면 로컬 슬로우푸드로 건강을 지켜야 한다. 햇빛을 듬뿍 받은 노지 채소, 자연 유기농 농법으로 재배한 음식, 발아 식품, 현미잡곡밥, 식이섬유, 식물성단백질, 등푸른생선, 해조류 등을 섭취하고, 좋은 공기를 마시며, 생수를 충분히 마시며, 햇볕을 쬐고, 적당한 운동을 하고, 긍정적인 생각을 하고, 남을 많이 도와주는 자연의 순리에 따른 삶이 바로 '슬로우푸드 운동'이다. 그러므로 인스턴트식품, 패스트푸드 중독에서 벗어나야 한다

슬로푸드운동은 패스트푸드에 대해 저항하는 실천 운동으로 시작됐지만, 더 큰 목표를 갖고 있다. 인간과 자연의 조화, 자연환경 보호, 동물 복지, 도농 균형 발전, 도농 교류, 농촌복지, 국민 건강, 의료비 절감, 전통문화 계승, 음식 · 농업 · 환경 상호보완적 관계 인식, 전통 요리 발굴, 유기농업확대, 유통구조 개선, 당뇨 고혈압 예방, 아토피 개선, 변비, 비만 해결, 스트레스 절감 효과 등 다양하다.

이제 인스턴트식품을 멀리하는 습관이 건강을 지키는 최우선 과제임을 알고 스로우푸드 즐겨 찾기 운동에 참여하여 로하스 세상을 만들어 가자.

화학제품을 멀리하고 일회용품을 사용하지 말자

우리가 살아가고 있는 지구의 자원은 무한하지 않다. 자원이 고갈되고 환경이 오염이 되면 인류는 결국 멸망에 이르게 될 것이다. 이에 지속 가능한 자원 활용이 중요한 이슈로 부각되고 있다.

자원이란 인간의 욕구를 충족시키는 모든 수단과 방법으로 인간과 떨어질 수 없는 내부 인적 자원지식, 기술, 능력, 흥미, 창의력, 시간, 협동, 의사소통, 관계성 등과 물적 자원에너지, 자연환경, 화폐, 각종 물질, 기기, 설비, 주택, 의류, 식품, 사회 각종 공공시설, 지하자원, 공기, 물, 태양, 산림자원, 수산자원, 농산자원 등으로 분류해 볼 수 있다. 문제는 자원의 양이 한정되어 있으므로 한정된 자원으로 만족을 극대화시키고 지속가능한 세상을 유지하기 위해서는 효율적으로 사용해야 한다는 점이다. 특히 환경오염이 되지 않아야 하는데, 수세식 화장실의 등장과 생활하수, 공장폐수, 축산폐수 등으로 수질이 오염되어가 적조 현상이 발생하기도 한다.

그렇다면 생명 유지에 가장 중요한 공기는 어떠한가? 전기사용, 냉난방, 공장, 화력발전소, 자동차 매연, 냉장고 에어컨의 프레온 가스 등으로 대기가 오염되고 있다. 이에 온실효과, 스모그 현상, 오존층 파괴, 산성비, 미세 먼지 등이 발생하여 우리가 살아가는 환경은 매우 심각한 위협을 받고 있다. 또한 우리의 먹거리를 생산하는 토양은 어떠한가? 농약, 화학비료, 각종 폐기물, 수질 오염 및 대기오염으로 인해 토양이 오염되고 산성화가 되어 건강한 먹거리를 생산할 수 있는 기반을 상실하고 있다.

이렇게 한번 오염되면 자연적 재생은 불가능하며 인체에 간접적으로 좋지 않은 영향을 미치게 된다. 더 이상 우리가 살아가는 환경을 오염시키지 않는 방법에 대해 연구하고 이를 적극적으로 실천하여야 한다.

이에 화학 제품 사용을 최대한 줄이고 재활용 가능한 제품을 사용하여야 한다. 특히 일회용품을 사용하지 않도록 유의하며 최소한 아래 사항을 실천하여야 한다.

· · · · · · · · · ·

✲✲ 환경보전을 위한 실천 사항 ✲✲

① 수질오염방지 : 가능한 한 합성세제 사용을 줄이고, 기름기는 종이로 닦은 후 씻으며, 음식물 찌꺼기는 하수구에 버리지 않고 발효 퇴비로 사용한다.

② 대기오염 방지 : 에너지 절약, 전자제품 사용 줄이기, 전등 끄기 운동, 냉장 냉동식품 줄이기, 1가구 1차량 주의, 한두 정거장 걸어 다니기, 'BMW' 대중교통 이용하기, 절연 운동 실천하기, 비닐 태우지 않기 등을 실천한다.

③ 토양오염 방지 : 쓰레기 줄이기, 일회용품 사용 줄이고, 재활용하기, 농약, 화학비료 사용 줄이기 등 생태순환을 생각한다.

✲✲ 재활용 방법 및 오염 줄이기 ✲✲

① 종이류 : 신문, 잡지, 책, 박스, 포장지, 봉투, 사무용지 등 종류별로 묶어서 분리수거를 한다.

② 음식 및 채소류 : 물기를 빼서 음식물 수거함에 넣어 가축 사료 및 발효 퇴비로 활용한다.

③ 유리병류 : 내용물을 비우고 뚜껑을 제거하여 씻은 후 공병 회수 운동에 참여한다.

④ 비닐 및 플라스틱류 : 내용물을 비우고 깨끗이 씻어 배출한다.

⑤ 캔 및 고철류 : 내용물을 비운 뒤 납작하게 눌러 부피를 줄이고, 가스통은 구멍을 뚫은 뒤 쭈그러뜨린다.

⑥ 가전제품 및 주방용품 : 재활용센터를 활용한다.

⑦ 합성세제나 샴푸를 많이 사용하지 않는다.

⑧ 빨래를 헹굴 때 섬유 유연제 대신 식초를 사용한다.

⑨ 하수구가 막혔을 때 강력세제 대신 베이킹파우더를 사용한다.

⑩ 설거지를 할 때 쌀 뜬 물을 사용한다.

⑫ 자가용 사용을 최대한 줄이고 차량 요일제를 실천한다.

⑬ 양칫물 받아쓰기 등, 물 절약하기 운동을 실천한다.

⑭ 안 쓰는 플러그 뽑기를 생활화하여 전기를 절약한다.

⑮ 환경 호르몬이 방출되는 종이컵, 랩, 비닐봉지, 일회용품 등의 사용을 줄인다. 다시 못 쓰는 일회용품을 사지 않거나 줄이기 운동을 실천한다.

⑯ 화학물질이나 첨가물이 들어간 음식은 피하고 신선한 제철 로컬 음식을 섭취한다. 푸드 마일리지를 줄이며 음

식물을 남기지 않도록 적정량을 요리한다.

⑰ 수세식 화장실 사용을 줄인다. 분뇨와 물이 만나면 독이
다. 분뇨와 흙이 만나면 좋은 퇴비가 되어 돈이 된다.

⑱ 과다 포장된 물건을 사지 않고 소비하지 않는다.

⑲ 석유화학제품 사용을 최대한 줄인다.

⑳ 컴퓨터 모니터, 조명, 전등 밝기를 줄인다.

㉑ 냉장고 문을 자주 열지 않는다.

㉒ 장바구니를 갖고 다닌다.

㉓ 야외 활동 시 종이컵 대신 플라스틱 개인 물컵을 사용한다.

㉔ 기타 : 이 세상에 새것은 없다. 새것이라고 구매하는 순
간 이미 중고가 되는 것이다. 중고를 잘 재활용하는 것이
바로 새것이 되는 것이다. 정리정돈을 잘하는 습관을 갖
도록 하는 것이 중요하다.

. . . .

지금처럼 에너지 사용이 계속 증가하게 되어 온난화 현상이
지속되면 어떻게 될까? 지구가 더워지면 빙하가 녹아내리고,
남극과 북극의 빙산이 녹으면 해수면이 높아져서 바닷물이 넘
치게 된다. 바닷물이 넘치면 육지가 잠겨 버리고, 육지가 잠기
면 우리 삶의 터전이 사라지게 된다.

에너지 사용을 줄이는 방법은 일상생활에서 가능한 한 에너
지를 사용하는 화학제품과 일회용품을 사용하지 않는 습관을

실천하는 것이다. 이것이 바로 저비용 고효율 건강생활 비결이며, 로하스로 가는 길인 것이다.

02
건강과 환경과 사회를 생각하는 로하스 세상

나만의 웰빙이 아닌
자연과 환경, 이웃을 고려하는 생활을 하자

인간의 이기심과 욕심은 결국 자연 생태계를 파괴하고, 많은 재앙을 초래하게 되어 지속 가능한 웰빙을 이루기가 어렵게된다. 진정한 웰빙은 나만 잘 먹고 잘사는 이기적인 욕심이 아니라 이웃과 자연과 함께 지속적으로 잘 살아가는 로하스 세상이 되어야 한다. 로하스를 추구하는 사람들은 스스로가 건강해지려면 '사회와 환경이 먼저 건강해야 한다'라는 생각으로 친환경적 소비, 친환경 경영, 사회적 책임 경영 활동을 통해 개인 삶의 이익만을 찾는 게 아니라 이웃 환경 생태계 등을 고려한 지속 가능한 건강한 삶을 추구하고 있다.

미국의 경우 상류층이 주류를 이루고 있다. 미국 국민의 20%가 로하스족이라고 한다. 그들의 식생활 습관은 육류섭취 위주에서 자연식 식단 위주로 바뀌었으며 인스턴트식품, 화학 첨가물 식품, 성장 호르몬제, 환경호르몬 등을 거부한다. 환경을 생각하여 합성세제도 사용하지 않으며 일회성 용품을 사용하지 않는다. 자연과 생태계를 보호하고, 이웃과 좋은 관계를 유지하고, 지속 가능한 살기 좋은 행복한 지역공동체를 추구하기도 한다. 예를 들어 웰빙족은 자기 자신의 건강을 위해 유기농 제품을 섭취한다면, 로하스족은 농약과 화학 비료로 인한 환경오염을 방지하기 위해 유기농 식품을 선호한다.

그렇다면 과연 우리의 모습은 어떠한가? 웰빙족으로 사는 것이 좋은가? 로하스족으로 사는 것이 바람직한가? 21세기 들어 세계적인 화두로 부상한 환경문제는 이제 인류의 생존을 위협하는 지경에 이르렀다. 대기 오염, 수질오염, 토양오염, 환경오염, 에너지 고갈, 유해한 먹을거리, 유전자변형 식품 등 지금 전 세계는 환경문제와 전쟁 중이다.

20세기 말부터 선진국을 중심으로 벌어졌던 환경운동은 법과 제도 정비와 같은 거시적인 차원의 접근을 시도했지만, 별다른 성과를 거두지 못했다. 그러자 '지구를 지키는 일은 집에서 부터Saving Earth Begins at Home'라는 슬로건과 함께 생활 속 실천 운동이 전개되었다. 미국에서 탄생한 '에코맘Ecomom'은 이러한 생활 속 실천 운동의 결과로 자연 훼손을 방지하고, 일상생활과 육아에서 환경보호를 실천하며 생태적 삶을 추구하면서 경제적으로 효율적인 '친환경적인 생활'이라고 볼 수 있다.

우리나라에서도 '생활 속 작은 실천이 환경을 지킬 수 있다'라는 모토Motto에서 시작한 '지구환경 살리기 운동'을 누구나 가까이서 할 수 있도록 권유하고 있다. 설탕, 촛불, 에어컨, 대형마트, 재래시장, 병원, 세제, 옷, 이불, 실내공기, 햄버거, 라면, 떡, 화학조미료, 장난감, 차, 비누, 화장품, 생리대, 케이크 등 하루에도 몇 번씩 접하고 사용하는 것들이 얼마나 환경에 유해한지를 소개하면서 친환경적인 대안들을 제시하고 있다. 특히 미래의 주인공인 아이들에게 로하스 세상을 살아갈 수 있는 내용들을 강조하고 있다.

종족보존의 법칙을 지켜야 하는 인간은 다음과 같은 마음을 가지고, 아름다운 미래를 후손들에게 물려주어야 한다.

- 3애愛 운동을 실천하자생명 사랑, 자연사랑, 인간사랑.
- 일하기 싫거든 먹지도 말자.
- 배우면서 일하자.
- 친환경농산물 직거래소비 운동에 참여하자.
- 선한 사업에 부하고, 나누어주기에 힘쓰며 동정하는 자가 되자.
- 자연으로 돌아가자한 달에 한 번 이상 도시를 떠나 자연의 품에 안겨보자.
- 긍정적인 마음으로 항상 기뻐하고, 감사하자.
- 욕심을 부리지 않고 생태순환을 생각하자.
- 꿈과 희망과 자부심과 열정을 갖고 새로운 비전Vision에 도전하자.

- 자녀들에게 개척정신과 헌신, 봉사정신 교육을 시행하자.
- 자원을 절약하고 불필요한 소비를 줄이자.
- 성전聖殿인 내 몸을 거룩히 지키자불량식품, 오백식품 안 먹기.
- 다른 사람에게도 로하스를 적극 권면하여 많은 사람을 동참시키자.

자연으로 돌아가라

'자연으로 돌아가라'라는 말은 "인간이 자연 상태에서 평등하게 태어나 자유롭고 행복하게 살아가는 것이 자연 순리인데, 인간이 만들어 놓은 도시와 사회가 인간을 과도한 경쟁과 스트레스로 몰아서 결국 인간을 불행하게 만든다"라는 의미를 지니고 있다. 즉 건강한 행복의 삶은 자연 속에서 찾을 수 있는 것이다.

현대의학의 발전에도 불구하고 병원에서 병을 고치지 못하는 경우가 너무 많은 세상을 우리는 살아가고 있다. 그런 탓에 요즘 병원을 포기하고 약물의 의존 없이 자연 속에서 섭생攝生의 생활습관으로 각종 성인병을 극복한 사람들에게 많은 관심이 쏠리고 있다.

산에 가면 왠지 자신도 모르게 기분이 좋아지고 마음이 맑아지는 듯한 느낌이 드는 이유는 무엇일까? 음이온이 많은 숲 속에 가면 저절로 마음이 차분해지는 느낌이 든다. 음이온을 마시게 되면 신경 근육 등 자율신경이 진정되며 잠도 잘 오게 하고, 신진대사를 촉진하는 동시에 세포와 장기기능을 강화하고, 혈액을 정화하여 순환을 도와주는 등 면역력과 자연 치유력이 향상된다. 또한 오전 10~12시, 침엽수가 울창한 숲속을 화장을 하지 않은 채 헐렁한 반소매와 반바지 차림으로 걸으면 음이온과 피톤치드를 충분히 마시므로 잃어버린 몸의 균형을 회복할 수 있다.

인체는 자연환경 속에서 쾌적함을 느끼면서 최상의 휴休를 만끽할 수 있다. 또한 신체 면역력이 증강하게 된다. 이처럼 자연은 인간에게 쉼과 회복을 주는 최적의 치유 공간이다. 과연 그 이유는 무엇일까?

· · · · · · · · · ·

˚✲ 자연이 최고의 치유공간인 이유 ✲˚

① 맑고 신선한 공기를 호흡할 수 있어 활성산소 수치를 낮추고, 복식호흡을 통해 체내 노폐물을 제거할 수 있다

② 도시보다 높은 산소 농도이기 때문이다

③ 비타민D 생성으로 골격, 뼈, 건강을 유지할 수 있다.

④ 멜라토닌, 세로토닌 생성을 유도하여 불면증, 우울증, 노화 방지를 방지하며 젊음을 유지해준다.

⑤ 원적외선 온열 효과를 누릴 수 있다일광욕으로 인한 체온 상승.

⑥ 다량의 음이온이 방출되어 항산화 작용을 하며 통증 제거, 세포 활성화를 촉진하여 준다.

⑦ 피톤치드는 항균, 항염, 항암작용을 하며 신체의 면역력을 높여준다.

⑧ 흙의 자기장은 생체 기능을 활성화시켜 준다. 디스크, 전립선, 요실금, 성 기능 저하, 오십견, 관절염, 무릎 발목 통증, 불면증, 이명, 치매 치료 예방에 효과적이다.

⑨ 맨발로 걸으면 발바닥 경혈을 자극하여 생체 기능을 활성화해준다.

⑩ 최적의 환경에서 누드 산림욕風浴, 風浴을 할 수 있다. 아토피, 피부 면역, 자율신경계 강화로 면역력 증강과 혈액 순환 촉진으로 신진대사 증진, 스트레스 해소, 독소 제거 및 암 치료, 체액 산성화 방지로 각종 질병 예방에 탁월한 효과가 있다.

⑪ 자연은 심리적 안정감을 주어 스트레스 호르몬인 코르티솔 수치를 낮춰 준다.

⑫ 오염되지 않은 건강한 자연산 농작물을 섭취할 수 있다.

⑬ 1시간~1시간 30분 산행은 노폐물과 암세포를 제거하고 정상 세포를 활성화해준다.

⑭ 오존O₃은 자연치유력에 영향을 준다. 거식吞食 세포. 자연살해NK 세포 등 면역세포들이 활성화하여 신체의 면역기능을 높여준다. 암, 류머티즘성 관절염, 고혈압. 뇌졸중, 당뇨, 위궤양 치료에도 효과적이다. 곰팡이는 물론 항생제, 항균제로 죽일 수 없는 바이러스까지 없애는 강

력한 살균력을 갖고 있다.

⑮ 장작불 때는 온돌 난방을 통해 원적외선 찜질 효과를 체
험할 수 있다. 구들장 온열작용은 각종 질병의 원인이 되
는 세균을 없애는 데 도움을 주고, 모세혈관을 확장시켜
혈액 순환과 세포 조직 생성에 도움을 준다. 노화 방지,
신진대사 촉진, 만성 피로, 불면증, 전립선, 생리통, 비만
등 각종 성인병 예방에 효과가 있다.

⑯ 전기 전자 제품을 사용하지 않음으로 유해 물질과 전자
파 독소로부터 벗어날 수 있다.

⑰ 사람이 많은 도심보다 조용하고 한적하여 심리적 안정감을
주고 자연과 벗하며 생활함으로 스트레스를 받지 않는다.

· · · · · · · · · ·

이처럼 자연은 쉼과 회복의 공간이다. 암, 또는 불치병 진단
을 받고 모든 치료를 거부하고 자연으로 들어가서 오래 생존하
는 사람들이 있는 이유는, 이처럼 자연이 주는 최적의 혜택을
최대한 잘 활용하였기 때문이다. 가능한 한 오염이 되지 않고,
농약을 사용하지 않는 산골짜기에 황토방을 하나 마련하여 자
연으로 돌아가는 것이 바람직하다. 텃밭이 있는 것도 좋다. 주
변에 축사, 송전탑, 큰 도로가 없는 곳이어야 한다.

그러나 여러 가지 이유로 그렇지 못 할 경우에는 가까운 산
을 자주 찾아가 하루에 최소한 1~2시간 정도 숲속에서 복식호

흡을 하면 좋은 결과를 기대할 수 있다. 무조건 현대의학의 치료를 거부하라는 말은 아니다. 기본적으로 병원 치료도 잘 받고, 자연 치유를 잘 활용하게 되면 이른 시일 내 좋은 결과가 있을 것이다.

미네랄과 효소 식품을 보급하여 건강한 세상을 만들자

우리 신체는 오랜 세월 자연식품에서 천연 미네랄과 효소, 비타민을 섭취해 왔다. 그러나 산업 현대화 속에서 각종 인스턴트식품과 화학첨가물이 가미된 조미료가 우리의 입맛을 장악하면서 미네랄과 효소 부족으로 생체리듬이 깨지기 시작하였다. 효소란 체내에서 일어나는 다양한 화학반응을 촉진하는 단백질을 가리킨다. 미네랄은 효소의 구성 성분이자 동시에 효소의 작용도 돕는다. 효소의 작용에 필요한 거의 모든 보조인자는 미네랄과 비타민이다. 효소는 신체의 전반적인 생리작용을 주도한다.

그러나 효소가 정상적인 생체 일을 하려면 반드시 미네랄이 있어야 한다. 효소와 미네랄은 '부부'와 같다고 보면 된다. 인체에는 필수 미네랄을 비롯하여 미량 미네랄, 초미량 미네랄 등 총 84가지의 미네랄 원소가 필요하다. 따라서 효소의 활동을 왕성하게 하려면 다량의 미네랄 영양소를 충분히 섭취하는 것이 매우 중요하다.

⁎⁎ 효소의 6대 생리 작용 ⁎⁎

① 소화 흡수 작용 : 음식물은 침 속에 들어있는 아밀라아제 효소에 의해 소화 기능이 시작되며 위와 소장을 거치면서 각종 영양분을 분해하고 흡수하여 필요한 곳에 전달한다.

② 분해 배출 작용 : 몸속의 노폐물을 분해 또는 전환시켜 땀과 소변 등의 여러 기능을 통하여 몸 밖으로 배출하는 작용을 한다.

③ 항균 항염 작용 : 세포가 손상되거나 염증을 일으키는 경우 백혈구의 활동을 도와 상처 입은 세포를 치유해준다.

④ 해독 살균 작용 : 외부 또는 인체 자체에서 생성되어진 독소를 분해 및 해독하고, 각종 세균을 제거한다.

⑤ 혈액 정화 작용 : 혈액 속의 노폐물과 염증의 병독을 분해 및 배설하는 작용을 하여 혈액 속의 콜레스테롤을 용해하여 피의 흐름을 좋게 해준다.

⑥ 세포 부활 작용 : 세포의 대사 작용을 촉진시켜 노화된 세포와 새로운 세포를 교체하여 건강을 유지시켜준다.

이처럼 지구상에 있는 모든 생명체는 반드시 효소가 있고, 효소는 각각의 역할에 적합하도록 만들어져 생체 내에서 화학반응을 촉매한다. 따라서 사람의 몸속에 있으면서 생명 활동을 유지해나가는 중요한 존재인 효소 작용을 원활히 하기 위해서 반드시 효소와 함께 미네랄을 섭취하여야 한다. 효소와 미네랄은 우리의 건강을 지켜주는 파수꾼이라 할 수 있다.

'미네랄Mineral : M'과 '효소Enzyme : E'는 건강12088234 달성을 위해 필수적 요소인바 'ME Health'라는 제목으로 '나의 건강', '美 健康'을 연출해 볼 수 있다.

특히 자연에서 채취하여 발효 숙성시킨 산야초 효소는 성장기 어린이, 수험생에게 좋으며 노화를 방지하고, 성장촉진, 면역력 강화, 체질 개선, 변비 개선, 아토피 치유, 각종 암 예방, 비만 해소, 각종 난치병 예방, 적혈구 증식, 당뇨 예방, 혈압 조절, 혈액 정화 작용 등으로 우리 몸을 살리는 최고 식품이라고 볼 수 있다. 매일 아침저녁 산야초 효소를 마시는 습관을 갖는 것이 바로 건강12088234를 달성하는 첩경이다.

미네랄은 신체의 각 부분을 형성하는 필수적 성분으로 미네랄의 중요한 역할은 다음과 같다.

∗∗∗ 미네랄의 중요한 역할 ∗∗∗

① 뼈, 치아, 골격, 연결조직 형성과 유지에 필요하다.

② 호르몬을 생성한다.

③ 체내 물의 균형 조절로 탈수 및 체액 축적을 예방한다.

④ 체액을 중화시켜 약알칼리성 pH 7.4을 유지한다.

⑤ 비타민의 활성화 : 비타민과 미네랄 상응 효과로 건강을
   유지한다.

⑥ 세포의 침투압 작용을 조정하여 외부의 영양분을 받아
   들이고, 세포 내부의 불필요한 물질을 배출한다.

⑦ 영양소를 세포까지 운반 : 체내로 들어온 탄수화물은 포
   도당으로, 단백질은 아미노산으로, 지방은 지방산으로
   분해된 영양소를 혈액 등 체액 속으로 안정적으로 이동
   하도록 하여 영양소를 세포에 전달해준다.

· · · · · · · · · ·

효소와 미네랄이 풍부한 음식 섭취 습관이 바로 저비용 고
효율 건강 비결이다. 따라서 많은 사람에게 효소와 미네랄을
충분히 공급하여 로하스 세상을 만들어 가야 한다.

'건강12088234'를 달성하자

인간의 자연 수명은 120세이다. 그러나 인간의 탐욕과 나태함과 편리추구로 인해 각종 질병에 시달리다가 천수天壽를 다하지 못하고 있다. 물론 무조건 장수하는 것은 바람직하지 못하다. 살아 있는 동안은 건강해야 본인뿐만 아니라 가족들 모두가 행복하다.

그래서 창조수명인 "120세까지 팔팔88하게 살다가, 이틀2 아프다가, 삼 일3 만에 죽자4"라는 말을 만들었고, 이를 달성하는 캠페인을 벌이고 있다. '인명은 재천人命在天'이라고 한다. 즉 우리는 언제, 어떻게 죽을지 아무도 모른다. 다만 자연의 섭리와 순리대로 살아가면 건강12088234를 달성할 수 있다.

· · · · · · · · · ·

⁎⁎ '건강12088234' 달성 10가지 ⁎⁎

① 좋은 공기 속에서 미네랄 생수를 충분히 마시며 햇볕을 적당히 쬐자.

② 흰쌀밥과 밀가루 음식을 피하고, 무농약 재배 미네랄 참숯 발아 현미 잡곡을 섭취하자.

③ 산야초 효소를 최소한 하루 두 잔 이상 즐겨 마시자. 또 효소가 많은 발효식품을 섭취하자.

④ 정제된 흰 소금, 흰 설탕, 흰 조미료를 피하고, 미네랄 소

금과 미네랄 설탕을 섭취하자.

⑤ 농약이나 화학비료를 사용하지 않은 제철 지역에서 생산된 신선한 농산물 직거래 소비 운동에 적극적으로 참여하자.

⑥ 선한 사업에 부하고, 나누어주기에 힘쓰며, 동정하는 자가 되자.

⑦ 항상 기뻐하고, 범사에 감사하며 긍정적인 사고를 갖자.

⑧ 좋은 친구와 좋은 관계를 끝까지 유지하자.

⑨ 과로를 피하고 충분한 휴식과 수면을 취하자.

⑩ 적절한 규칙적인 운동, 복식호흡, 에코 힐링 워킹, 땀 흘려 일하는 습관을 갖자.

Me Health Mineral & Enzyme Health

"나의 건강, ME Health MIneral & Enzyme Health, 美 健康." 앞서 언급 한 바와 같이 미네랄 Meneral과 효소 Enzyme는 우리의 건강을 지켜주는 최고의 파수꾼이다. 최근 여론조사 결과를 보면 40대들도 건강이 가장 중요하다고 나타났다. 실제 40~50대는 가족을 부양하느라 본인 건강을 챙길 틈이 없이 살아왔다. 치열한 경쟁 속에서 집 마련, 아이들 교육 뒷바라지하느라 눈코 뜰 새도 없이 바쁘게 많은 세월을 보낸다.

결국 남는 것은 무엇인가? 돈, 명예, 건강 중에 가장 중요한 것은 무엇인가? 가장 중요한 것은 바로 건강이다. 그런데 남은 것은 건강 악화뿐이다. 특히 환경오염, 과도한 스트레스, 잘못된 식생활 습관, 미네랄 효소 부족으로 인해 병원에서도 고칠 수 없는 수많은 질병에 시달리고 있다. 열심히 땀 흘려 번 돈으로 병을 고치지도 못하는 경우가 비일비재하다.

나는 1998년부터 생명 운동을 시작하면서 건강에 관련된 다양한 체험과 관찰, 끊임없는 연구 결과 끝에 '돈 들이지 않고 건강할 수 있는 비결'을 찾아냈다. 서울대 경제학박사 출신이자 자연순리치유박사가 말하는 비결Secret, 돈 들이지 않고 건강 12088234를 달성할 수 있는 '저비용 고효율 건강경제'라는 커다란 보물을 발견한 것이다.

이것은 수천 권의 건강에 관학 서적을 읽고, 유기농 직거래 소비 운동인 생협 운동을 주도하면서, 또 기독교생명운동 네트워크 대표를 맡으면서, 건강120아카데미를 운영하면서, 힐링의 근원을 찾는 기업인 ㈜카리스내추럴을 운영 관리하면서, 순리치유학 박사들과 생명 세미나를 개최하면서, 전국 사모 힐링캠프에 참가하면서, 유기농 농장을 관리하면서, 유기농 식당을 운영하면서, 유기농농장 내추럴 힐링 캠프를 주관하면서 깨닫고 찾아낸 귀한 보물이다.

보물의 비밀은 바로 '내 건강은 내가 지키는 것'이다. '나에게 ME 건강', 'ME Health Mineral & Enzyme Health : 미네랄 효소 건강', '美健康아름다운 건강'이라고 다양하게 의미를 부여할 수 있는 건강 비결을 정리하여 이처럼 책으로 발간하게 되었다.

03

로하스 건강 지키기 핵심 전략 10가지

돈 안 들이는 건강경제 비결 10가지

심향건훈 心香健訓

1. 항상 기뻐하며 감사하자.
2. 긍정적인 사고와 이를 적극적으로 실천하자.
3. 자연과 가까이 지내고, 신선한 공기를 마시며 좋은 물을 마시고, 햇볕을 충분히 쬐자.
4. 오백식품과 가공 식품을 금하고, 자연의 제철 음식과 통곡식을 꼭꼭 씹어먹자.
5. 미네랄과 효소가 풍부한 식품을 충분히 섭취하자.
6. 선한 사업에 부하고, 남을 많이 도와주자.
7. 좋은 친구와 좋은 관계를 유지하자
8. 규칙적인 운동과 순리 기혈 체조를 매일 하고, 땀 흘리는 일을 즐겨 찾자.
9. 충분한 수면과 휴식을 취하자
10. 자신의 기대수명 목표를 정하고, 겸손하고 근면하며 순리를 지키자.

심향(心香) 강상빈 박사

Simhyang's Health Guidance

1. Rejoice and be grateful at all times.
2. Have a positive mind and practice what you are doing actively.
3. Be close to nature, breathe fresh air, drink clean water and be in enough sunshine.
4. Avoid five white foods white sugar, white flour, white rice, refined white salt, white MSG and processed foods, while taking in natural seasonal foods with full mastication.
5. Take foods containing enough minerals and enzymes.
6. Do good works and help others.
7. Have a good relationship with many good friends.
8. Exercise and massage regularly, and enjoy work that makes you sweat.
9. Take in enough sleep and rest.
10. Set a goal for your life expectancy, be humble and diligent in a natural way.

Sang Bin, Kang

心香健訓

1. 常開心, 常懷感恩之心。
2. 積極思考并 積極實踐。
3. 親近自然, 呼吸新鮮空氣,喝好水, 充分沐浴陽光。
4. 禁食五個 白色食品 與加工食品,把天然的當季 食品和全糧食 細細咀嚼。
5. 充分摄取 鑛物質和酵素 豊富的食品。
6. 做善事致富,多帮助他人。
7. 與好友保持良好關係。
8. 樂于做一些 規律的運動 順理奇穴體操 和流汗的事情。
9. 睡好, 休息好。
10. 推定一個 期待壽命 的目標,謙虚勤勉 順理生活。

姜尙玭

제2장

면역 밥상의 원칙과 자연 건강 추천 식품

어느 음식이 '좋다, 나쁘다'는 주장과 논란이 난무하여 혼란스럽지만,
중요한 사실은 면역력과 자연 치유력을 증강시키는
밥상의 기본 원칙을 지켜야 한다는 것이다.

이 세상에 3.3kg으로 태어난 우리는 음식을 통해 내 몸을 만들어가고 있다. 그만큼 먹는 것은 매우 중요하다. 음식은 내 생명 세포 60조 개를 만드는 기본 원료이며 에너지이다. 각종 질병과 암에 걸리는 이유는 건강한 밥상 대신에 편리를 추구하는 욕심 때문이다. '암이 생긴다'는 의미는 건강이 망가졌다는 뜻이다. 암에 걸리는 주원인은 오염된 환경과 잘못된 식생활에 기인한다고 볼 수 있다. 따라서 내 몸을 건강히 살리는 '면역 밥상의 원칙'을 알면 각종 질병에 시달리지 않고, 건강 12088234를 달성할 수 있다.

01
건강1 2088234, 면역 밥상의 기본원칙

현대인은 '너무 많이 먹어서' 문제라고 한다. 몸에 좋은 것과 안 좋은 것을 가리지 않고 그저 남들이 좋다고 하면 무조건 먹기 때문에 오히려 영양 불균형 상태에 빠지게 된다. 고혈압, 당뇨, 암은 넘쳐나는 칼로리를 먹고 살기 때문이다. 이를 해결하는 방법은 먹지 말아야 할 것 안 먹을 것 안 먹고, 먹어야 할 것을 많이 먹어야 한다. 3대 영양소 중에 양(+)의 음식인 탄수화물, 단백질, 지방질 섭취는 줄이고. 그 대신 소영양소 음(-)의 음식인 효소, 비타민, 미네랄 등은 충분히 먹도록 해야 한다.

균형 있는 식사를 하자
① 균형 있는 식사를 하자.
많은 사람이 동물성 단백질, 지방 음식, 유제품 등의 과다 섭취, 즉 치우친 식사 습관으로 '죽을 고생'을 하고 있다. 균형 있는 식사란 정제된 오백식품은 반드시 피하고, 탄수화물, 지방, 단백질의 섭취량은 조금 줄이고, 농약 성분이 없는 과일과 채소, 섬유질과 미네랄을 충분히 섭취하는 것이다. 과거 채식 위주의 식사를 인정하지 않았던 미국영양학회도 이제는 모든 연령에서 채식 위주의 식사를 지지하고 있다.
인간의 치아구조를 살펴보면 총 32개의 치아에서 곡류를 씹는 어금니는 20개이며 채소와 과일을 먹는 치아는 8개, 고기를 씹는 송곳니는 4개이다. 그러므로 올바르고 균형 있는 식사는 치아 구성비율에 따라서 기본적으로 고기와 지방은 최대한 줄이고_{전체 치아 32개 중 4개 비율인 12.5%}, 도정하지 않은 통곡식과 발아 현미 잡곡_{치아 20개 비율인 62.5%}으로 밥을 짓고, 신선한 무공해 채소와 과일_{치아 8개 비율인 25%}로 섭취하는 것이 가장 중요한 원칙이 되어야 한다.

② 가공식품은 되도록 먹지 말고 자연식을 하자.

가공식품은 '많이 팔기 위한' 식품으로 자본주의의 병폐_{病弊}이며 소비자의 건강은 뒷전에 기업의 이윤만을 위해 본능을 자극하는 몸에 해로운 각종 화학 첨가물이 들어가 있다. 특히 설탕은 최악이다. 단 것은 암세포가 가장 좋아하는 음식으로 면역력과 백혈구 수치를 대폭 떨어뜨려 각종 질병에 취약한 몸을 만든다. 또한 가루로 만든 음식도 멀리하여야 한다. 가루음식_{빵, 과자, 국수, 라면, 떡 등}을 많이 먹게 되면 장에서 흡수가 너무 빨리 이루어져 당뇨의 원인이 된다.

오늘날 암과 성인병이 급증하게 된 결정적인 원인은 가공식품에 길들여진 잘못된 식습관에 있다. 실제로 음식을 통해 몸속으로 유입되는 잔류농약과 식품첨가물, 환경호르몬 등은 암을 일으키는 주범이다. 인체에 쌓이고 있는 독소를 배출하고, 암을 이기기 위해서는 생명력 넘치는 자연식으로 밥상을 차리는 것이 필수적이다. 자기 지역에서 생산된 자연식은 NK세포를 활성화하여 신체의 면역력을 강화시켜준다. 따라서 제철에 자기 지역에 나는 자연식을 하자.

③ 소식小食은 필수 장수 조건이다.

식사도 과유불급過猶不及이다. 유기농 뷔페에 가서 맛있다고 마구 먹으면, 결국 소화도 안 되고 배불러 죽겠다고 한다. 아무리 몸에 좋은 것도 지나치면 해가 된다. 먹을 것이 부족했던 과거 시대와 달리 요즘은 먹을거리가 넘쳐나 영양 과잉 섭취로 당뇨, 고혈압, 당뇨, 고지혈, 비만, 소화불량, 변비, 혈액순환 장애, 간 경화 등의 만성 질환 환자가 빠르게 늘어나고 있다. 몸에 좋다고 무턱대고 먹다 보면 오히려 영양 과잉, 영양 불균형을 초래하여 질병으로 발전할 수 있다.

병에 안 걸리고 건강하게 장수하려면 많이 먹는 습관을 버려야 한다. 필요 이상의 음식을 무의식적으로 과식 및 폭식하고, 움직이지 않고, 운동을 하지 않으면 이른바 나잇살이 찌고 복부 비만으로 이어진다. 비만은 고혈압, 당뇨, 협심증, 심혈관 질환, 관절염, 골다공증을 일으킬 수 있다. 중년 이후에는 부족한 것을 더 먹는 것도 중요하지만 건강을 위협하는 나잇살이 찌지 않도록 먹는 것을 줄이고, 배고픔을 즐기면 나잇살이 빠지고 면역력도 높아진다. 소식小食은 하루 세 끼 식사를 규칙적으로 하며 무조건 적게 먹는 것이 아니라 골고루 천천히 조금 부족한 듯 먹는 것이다.

과식을 예방하려면 평소 물을 많이 마시고, 패스트푸드, 탄산음료, 가공 인스턴트식품, 오백식품을 멀리하고, 면역 밥상인 정제하지 않은 곡류와 식이섬유, 과일과 채소 등을 골고루 섭취하면 된다. 소식이 내 몸을 살린다. 특히 나이가 들수록 먹는 것을 줄이는 것이 장수와 건강의 첫걸음이다. 먹을 것이 넘쳐나는 영양 과잉 시대에 질병의 근원인 과식과 비만에서 벗어나 소식과 운동으로 건강한 삶을 살아가자.

④ 알칼리 환원수인 미네랄 물을 충분히 마시자.

우리 몸의 호르몬이나 신호전달 등 여러 가지 메커니즘이 물속에서 이루어진다. 국물 음식을 통해 섭취한 수분 이외에도 하루 1.5~2ℓ의 수분을 섭취하는 것이 좋다. 청량음료나 음료수를 마신 후에는 반드시 마신 만큼 양의 물을 마셔야 한다.

⑤ 전체 식품, 통째식을 하자.

신체 면역력을 높이는 기본은 영양의 균형으로 현미, 통과일, 뼈째 먹는 생선, 깨, 콩, 잔 새우 멸치 등과 같은 전체 식품을 섭취한다. 사과, 귤, 배 등 과일도 껍질째 먹는다. 특히 포도는 씨까지 씹어 먹는다. 세계적인 영양 학자 단 오마시는 "통곡류와 정제 곡류를 섭취할 때 몸의 반응은 천지 차이다"라고 전체 식품을 강조하였다. 정제된 흰 쌀밥, 빵, 면 같은 밀가루 식품은 통곡류보다 섬유질과 비타민, 미네랄 등이 부족하여 다양한 질병을 유발시킨다.

⑥ 발아 발효식품을 먹자.

주식은 반드시 발아시켜 영양가를 높인 무농약 발아 현미, 발아 잡곡을 섭취한다. 또한 미생물의 작용 때문에 발효되고 숙성된 발효식품인 효소가 풍부한 김치, 된장, 간장, 고추장, 젓갈류, 오이지, 치즈, 청국장, 낫또, 요구르트 등을 섭취한다. 특히 허약한 사람은 제대로 발효 숙성된 산야초 효소를 꾸준히 섭취하여 체내 효소 부족 현상이 발생치 않도록 하여야 한다.

⑦ 식이섬유를 풍부하게 섭취하자.

고구마, 감자, 채소, 과일, 해조류, 버섯 등 식이섬유가 풍부한 식품을 섭취한다. 식이섬유는 배변을 촉진할 뿐 아니라 부교감신경을 자극하여 면역기능을 활성화하며, 혈액순환도 원활히 해주어 체온을 높여 면역력을 증강시킨다.

⑧ 오미五味 식품을 충분히 섭취하자.

오미五味는 오장육부五臟六腑 각 장기의 기능을 높인다.

신맛은 간의 기능을 높인다. 간, 쓸개, 눈에 좋다. 그러나 위를 나쁘게 하므로 주의하여야 한다. 식초, 매실, 오미자, 사과, 귤, 레몬, 키위 등의 식품이 있다.

쓴맛은 심장의 기능을 높인다. 쓴맛으로 소염작용과 모든 것을 단단하게 하는 작용을 한다. 특히 심장과 소장에 좋다. 열을 내리게 하고, 해독 등의 작용이 있으며 구기자 잎, 민들레, 고들빼기, 쑥 등이 있다. 위와 장에 무리가 가지 않도록 적당히 먹는 것이 좋다.

단맛은 근육의 이완작용을 하고, 허기와 피로를 풀어주는 등의 작용이 있으며 비장의 기능을 높인다. 꿀, 밤, 호박, 포도, 대추, 조청, 팥, 콩, 두부, 잣, 호도를 비롯해 각종 육류의 고기, 내장 등에 있다.

매운맛은 폐의 기능을 높인다. 매운맛으로 땀이 나는 발한 작용과 혈액순환을 돕는 작용을 한다. 폐, 코, 대장에 좋다. 반면에 간과 쓸개를 상하게 한다. 고추, 마늘, 고추냉이, 겨자, 파, 생강, 후추, 들깨, 도라지 등에 함유되어 있다.

짠맛은 신장의 기능을 높인다. 짠맛으로 진정작용을 한다. 콩팥, 귀, 뼈에 좋다. 흩어지게 하는 작용이 있으며 소금, 미역, 다시마, 해삼 등이 있다.

⑨ 체온을 높이는 식사를 하자.

사람의 체온은 건강과 많은 연관성을 가지고 있다. 체온이 1도가 낮아지게 되면 면역력과 대사량이 30% 떨어지게 되고, 체온이 1도가 오르게 되면 면역력이 5배 높아지게 되어서 각종 질병을 예방하는 데 도움이 된다. 근육 또한 따뜻해야 여러 가지 부상을 예방할 수 있고, 체온이 따뜻해야 여러 가지 소화 장애나 생리불순 등의 증상을 예방할 수 있다.

특히 겨울철에는 주의가 필요하다. 체온을 높이는 음식으로 따뜻한 국물, 따뜻한 차, 소화기관의 활동과 혈액순환을 촉진하는 식이섬유가 좋다.

빵과 커피, 샐러드, 오렌지, 요구르트 등 아침 식사로 많이 먹는 음식은 모두 몸을 차게 만든다. 생강은 신진대사를 활발하게 해서 체온을 올려주며 혈액순환을 좋게 하고, 매운맛 성분이 풍부하여 냉증과 비만 개선에 좋다. 우엉, 연근, 당근, 무 등 땅에서 나는 뿌리채소도 몸을 따뜻하게 해주는 식품이며 후추, 마늘과 고추처럼 매운 재료들도 발한 작용을 한다.

치즈와 같은 발효식품도 몸을 따뜻하게 하는 식자재다. 반면 바나나, 망고 등 열대 과일, 찬 음료와 우유, 두부 등 흰색 음식, 과자, 설탕은 몸을 차게 한다. 체온을 높이는 음식을 섭취하여 항상 몸을 따뜻하게 유지하자. 암세포는 높은 체온을 싫어한다.

⑩ 연령과 체질에 맞는 식자재를 선택하자.

몸이 아픈 경우 무의식적으로 찾는 것이 '약'이다. 흔히들 소화가 안 되면 소화제를 먹고, 머리가 아프면 두통약을 먹고, 감기에 걸리면 감기약을 먹곤 한다. 혈압약과 당뇨약도 필수품이 되어버렸다. 그러나 이런 약들은 근본 치료제가 아니라 독毒이다. 계속 먹게 되면 약 중독에 걸려 오히려 건강에 이롭지 못하고 심각한 영향을 준다. 지나치게 약물에 의존하는 것은 매우 위험하다. 또한 남이 좋다고 무조건 먹는 것은 더욱더 위험하다. 사람의 체질에 따라, 연령에 따라 자신의 특성과 상태에 맞는 몸에 좋은 음식을 섭취하는 것이 중요하다. 모든 생명체는 제각기 습도, 온도, 양분의 적응도에 따라 그 종류가 달라지며 체질도 다르고, 또한 변하기도 한다.

인체의 육장육부는 공기, 물, 음식을 흡수 공급하므로 모든 장기臟器의 기능이 원활한 신진대사를 한다. 동양 최고의 의학 경전인 '황제내경黃帝內經'에 "만병의 근원은 5장 6부의 음양 허실 한열에 있다"라고 한 것처럼, 장기의 순조로운 기능이 유지될 때 건강한 삶을 유지할 수 있다. 따라서 타고난 체질과 변화된 체질에 맞게 균형 잡힌 각자의 체질에 맞는 식사를 하는 것이 자연수명인 '건강120&8234'를 달성할 수 있는 것이다. 사람은 태어날 때부터 육장육부의 크기가 각기 다르고 그에 따라 기능과 힘의 강약이 서로 다르다.

또한 황제내경에 "음양이란 천지, 즉 자연의 도道이며, 만물의 근본이고, 변화의 모체母體이며, 생사生死의 근본이고, 신명의 부이니 질병을 고치는 데 있어서도 역시 음양의 조절에 근본을 두어야 한다"라고 하였다. 사람도 자연土에서 태어나 생명을 다하면 자연土으로 돌아간다. 따라서 자연의 원리인 음양의 순환과 인간의 생로병사生老病死를 알고, 자기 체질에 맞는 균형 있는 식습관을 실천하여야 한다.

5천 년 동양의학에서 인체의 대뇌는 양, 육체를 음이라고 한다. 사상의학을 창안한 이제마의 '동의수세보원東醫壽世保元'에 의하면 사람의 체질은 크게 4가지로 분류하고 있으며 그 후 8상 체질, 10상 체질, 16상 체질, 32상 체질까지 등장하고 있다.

음식은 아무거나 가리지 않고 먹는 것이 좋다. 그러나 자기 체질에 맞지 않으면 건강을 해치게 된다. 대다수의 사람은 이 세상에 만들어진 음식은 모두 먹을 수 있다고 생각하지만, 이는 참으로 어리석은 생각이다. 자기와 맞는 궁합 음식은 각종 질병을 예방하고, 자연치유력을 갖고 있으며 몸 안의 유해한 성분을 해독하여준다.

한편 우리 몸에 좋지 않은 영향을 끼치거나 부작용을 초래하는 해로운 성분이나 독성을 갖고 있는 음식도 있다. 그래서 음식을 접할 때 그 식품의 효능과 부작용을 파악하고, 다른 식품과는 서로 어떤 작용을 하는지를 파악하여야 한다. 더 나아가 나의 체질이나 건강 상태, 내가 보유하고 있는 질병이나 증세와는 어떤 상관관계가 있는지 등을 충분히 알고 나서 섭취하는 것이 매우 중요하다.

먼저 체질과 관계없이 몸 안의 독을 제거하는 해독 디톡스 Detoxiufication 음식을 알고 몸 안의 독을 제거하는 것이 필요하다. 한 예로 미세먼지를 제거하는데 돼지고기만 한 것이 없다고 한다. 이처럼 우리는 해독 식품을 알면 건강에 많은 도움이 된다. 감, 감자, 녹두, 마늘, 미나리, 생강, 양파, 오이, 호박, 돼지고기, 다시마, 미역, 참기름, 솔잎 등은 우리가 쉽게 구할 수 있는 좋은 해독 식품이다.

02
미네랄 소금의 인체 내 생체기능

미네랄 소금은 물과 결합하여 불규칙한 심장박동을 안정시키는데 가장 효과적이며 일반정제 소금이 고혈압을 유발하는 것과는 달리 미네랄 소금은 혈압 조절에 필수적이다. 미네랄 소금이 인체에서 어떤 기능을 하는지 구체적으로 알아보자.

① 미네랄 소금은 체내의 세포, 특히 뇌세포의 과도한 신맛을 추출하는데 필수적이다.과도한 신맛 섭취는 혈액 흐름을 방해함.

② 미네랄 소금은 혈액 내의 당의 균형을 유지하는 데 필수적이며 당뇨 치료에 매우 효과적이다.

③ 미네랄 소금은 체내 세포 에너지 발전에 필수적이며 세포가 필요로 하는 에너지 분야에 사용되고 있다.

④ 미네랄 소금은 장관腸管을 통해 음식물 입자를 흡수하는 데 필수적이다.

⑤ 미네랄 소금은 폐로부터 점액과 끈적끈적한 가래를 제

거하는 데 필수적이고, 특히 천식과 낭포성섬유증_{염소 수송을 담당}

하는 유전자에 이상이 생겨 신체의 여러 기관에 문제를 일으키는 선천성 질병 제거에

필수적이다.

⑥ 미네랄 소금은 점액과 부비강의 막힘을 제거하는 데 필수적이다.

⑦ 미네랄 소금은 천연의 강한 항히스타민제로 알레르기 비염 및 결막염, 아토피 피부염, 두드러기, 천식 등 치료와 예방에 효과적이다.

⑧ 미네랄 소금은 근육통 예방에 꼭 필요하다.

⑨ 미네랄 소금은 과다한 침 생산을 예방하여 필수적으로 잠자는 동안 침이 흘러나오는 것을 방지한다. 지속적인 과도한 침 생산은 소금 부족을 나타내는 것이다.

⑩ 미네랄 소금은 뼈의 구조를 단단하게 하는데 절대적으로 필요하다. 골다공증은 체내에 미네랄 소금과 물 부족 때문에 발생하는 것이다.

⑪ 미네랄 소금은 수면을 조정하는 천연의 최면제이다.

⑫ 혀 위에 미네랄 소금은 만성 마른기침을 멈추게 한다.

⑬ 미네랄 소금은 통풍과 통풍성 관절 예방에 필수적이다.

⑭ 미네랄 소금은 성생활과 성욕 유지에 필수적이다.

⑮ 미네랄 소금은 정맥류성 정맥과 발과 다리의 거미 혈관 예방에 필수적이다.

⑯ 미네랄 소금은 인간이 수태하는 순간부터 죽음에 이를

때까지 뇌세포가 일하는 모든 시간 동안 뇌세포에 정보교환과 통신을 하는 데 필수적이다.

⑰ 미네랄 소금은 이중 턱을 줄이는 데 필수적이다. 우리 몸에 소금이 부족하면 물이 부족하다는 것이다. 침샘은 소금 부족 현상을 감지하여 저작咀嚼과 삼키는 활동을 윤활하게 하기 위해 더 많은 침을 생산하게 하고, 음식을 분해하는데 필요한 물을 위에 공급한다. 침샘증가와 혈관 순환은 샘에 침을 생산하기위해 물을 공급하기 위해 누수漏水 상태가 된다. 누수는 샘 지역을 넘쳐흐르게 하고, 턱의 피부 아래에 부피가 증가하여 목으로 들어가게 된다.

⑱ '안데스미네랄핑크 소금'은 84가지 이상의 인체에 필요한 모든 미네랄 성분을 함유하고 있다. 일반적으로 식품 가게에서 사는 정제된 식탁 소금은 99.8% 염화나트륨으로 인체에 필요한 미네랄이 없으며 분말 상태를 유지하고 통기성을 유지하기 위해 신경계통에 독성 요소인 규산알루미늄을 첨가하여 알츠하이머 질병의 주요 원인으로 연류되어 있다.

⑲ 우리 몸의 뼛속에 들어 있는 소금은 27%이며 골다공증은 우리 몸이 뼈로부터 미네랄을 재흡수함으로써 발생한다. 뼈는 22%가 물로 되어 있어서 우리 몸에 미네랄 소금물이 부족하면 뼈에 문제가 발생한다.

⑳ 미네랄 소금은 우리 몸이 겪는 각종 스트레스를 이겨내도록 강력한 힘을 제공한다. 또한 미네랄 소금은 세포 내의, 뇌

세포 내의 과도한 산酸을 추출해 낸다.

㉑ 미네랄 소금은 신장이 소변을 통해 과도한 산酸을 씻어내는 데에 있어 핵심적인 역할을 한다. 그러므로 체내에 염분이 부족하게 되면, 몸이 점점 산성화되어 온갖 질병이 발생하게 되는 것이다.

㉒ 미네랄 소금은 암의 예방과 치료에도 반드시 필요하다. 암세포는 산소에 매우 약하다. 몸에 충분한 미네랄 물로 채워지면, 혈액순환이 잘되어 혈액 속의 활동적인 면역 세포들과 산소가 암 조직까지 닿게 되어 암세포를 파괴하는 것이다.

㉓ 일반 소금은 고혈압을 일으키지만, 미네랄 소금은 불규칙한 심장박동을 안정시키는 데에 효과적이며 물과 미네랄과 더불어 혈압 조절에 꼭 필요한 요소인 것이다.

제3장
기혈 순리 촉진 건강 운동법

건강하고 행복한 생활을 유지하려면 규칙적인 운동이 필수적이다.
운동의 필요성을 알아보고 매일 자기 자신에 맞는 운동을
규칙적으로 실시하여 '건강12088234'를 달성해 보자.

운동의 종류는 매우 다양하다. 그러므로 사람의 체질에 따라 맞는 운동을 개발하는 것이 필요하다. 무엇보다도 즐겁고 규칙적으로, 또 손쉽게 할 수 있는 운동을 실천하는 것이 중요하다. 즉 부작용 없이 건강을 지킬 수 있는 가장 효과적인 방법이 바로 운동인 것이다. 물론 운동에 부작용이 없는 것은 아니지만, 부작용을 최소화하면서 건강증진을 도모할 수 있으므로 약물치료나 수술보다는 훨씬 좋은 방법일 것이다.

01
운동의 중요성

한국걷기과학학회에서 우리나라 사람들이 하루 동안 걷는 걸음 수를 측정한 결과 1천 보~3천 보가 대다수인 것으로 나타났다. 매일 만 보 걷기를 실천하여 비만, 당뇨병, 고혈압 등 성인병을 예방해보자. 기본적으로 제일 먼저 일상생활에서 가능한 한 차를 타지 않고 걷는 습관을 갖는 것이 좋다. 자가용을 버리고 대중교통 수단을 이용하는 BMWBus, Metro, Walk 족이 되면 하루 만 보 운동을 실천할 수 있다. 이러한 기본 습관에 추가하여 다음에 소개하는 손쉬운 운동 방법을 실천하면 건강12088234를 달성할 수 있다.

운동의 효과
① 심장 기능을 활성화하여 심장질환을 예방하고, 폐의 기능인 폐활량도 증가한다.
② 혈액순환 개선으로 고혈압 발생의 위험성을 감소시키고, 높은 혈압을 감소시켜 정상으로 되돌려 준다.
③ 스트레스를 줄이고, 불안감을 해소해준다.
④ 심리적 안정과 자신감을 높여주어 긍정적인 사고를 하게 되고, 대인관계가 좋아진다.
⑤ 골격, 근육을 발달시키고 관절 유지 등 유연성을 높여준다.

⑥ 비만을 예방하며 체중조절에 큰 효과가 있다.

⑦ 비정상적인 혈당증가와 당뇨병의 발생 위험을 감소시킨다.

⑧ 면역력을 증가시켜주어 사망위험을 감소시킨다.

⑨ 대장암을 비롯한 각종 암의 발생위험을 떨어뜨린다.

⑩ 노화를 예방하여 활기찬 노후를 보낼 수 있게 한다.

⑪ 기억력이 향상되고, 치매의 확률이 줄어든다.

⑫ 뼈가 강해져 골다공증에 걸리지 않는다.

⑬ 체온조절 능력이 개선되어 감기에 걸리지 않는다.

운동의 종류

① 유산소 운동 : 지방 감소에 효과적이라고 알려져 있으며 장시간의 유산소 운동은 심폐기능의 향상에도 효과적이다. 사이클 등 산소 소모량을 늘리는 활동이 이에 속하며 심폐 건강을 발전시킨다. 그밖에 조깅, 경보, 크로스컨트리 스키, 댄스, 수상 스키, 수영 등이 있다.

② 무산소 운동 : 100m 달리기나 역도와 같이 30초 이내의 짧은 시간 내에 최대의 힘을 발휘해야 하는 고강도의 운동으로 분류된다. 단거리 달리기, 미용 체조, 소프트볼 등이 있으며 에너지의 짧고 강한 분출을 요구하는 운동으로 지구력을 개선시킨다.

③ 등척성 운동 : 벽을 밀 때나 손바닥을 맞대고 밀 때처럼 근육의 길이는 변화하지 않고 힘을 발휘하는 것을 의미한다.

근육 강도를 증진시킬 수 있으며 독립적인 생활을 영위하고자 하는 나이 든 사람들에게 유용하다.

④ 등장성 운동 : 아령이나 역기를 이용하여 운동할 때와 같이 근육의 길이가 변하면서 힘을 내는 것이다. 근육의 길이 변화에 따라 신장성 혹은 단축성 수축으로 세분된다. 다양한 형태의 미용 체조, 보디빌딩이 있다.

⑤ 등속성 운동 : 운동 중 근육의 길이가 짧아지고, 운동의 전 과정에서 같은 속도로 행해지는 운동을 의미한다. 주로 근육의 손상으로 고통받는 사람들이 근육의 강도와 지구력을 회복시키기 위해 많이 하며 신체적 재활에 중요한 보조 수단으로 많이 사용한다.

⑥ 심폐 지구력 향상 운동 : 걷기, 달리기, 자전거 타기, 수영 등이 대표적이다. 테니스, 축구, 농구, 탁구 등과 같은 구기 종목도 심폐 지구력을 향상시키는데 도움이 된다.

⑦ 유연성 강화 운동 : 유연성은 근육이나 일련의 관절이 완전한 가동범위에 걸쳐 유연하게 움직이는 능력을 말한다. 뼈 구조, 근육, 인대, 다른 결합조직의 크기 및 힘과 같은 요인에 의해 제한되며, 유연성 운동을 통해 불균형을 고정해주고 관절 운동 범위를 증가시켜 줄 수 있다. 정적 스트레칭은 유연성을 향상시키는 대표적인 운동이다.

02
내 몸을 살리는 운동

우리 몸을 구성하고 있는 약 60조 개의 세포들이 잠에서 완전히 깨어나는 데는 2시간 정도가 걸린다고 한다. 즉 하루 업무를 시작하려면 적어도 일을 시작하기 2~3시간 전에는 일어나서 활동을 시작해야 한다. 최소한 본격적인 활동 2시간 전에 일어나서 물 한 잔을 마시고, 가벼운 맨손체조로 하루를 시작하는 것이 좋다. 아침에 일어나 간단한 맨손체조를 5~15분 정도 하면 우리 몸의 모든 약 400여 개의 근육을 골고루 움직여줌으로 온몸이 개운해지고, 잠들어 있던 근육들을 깨어나게 하여 좋은 건강을 유지할 수 있다.

맨손체조 및 스트레칭을 한 후 다음에 소개하는 운동을 실시하면, 잔병치레 없이 건강12088234를 달성할 수 있을 것이다. 큰 순서는 '(1) 허리 두드리기, (2) 어깨 두드리기, (3) 가슴부터 배꼽까지 두드리기, (4) 양팔 두드리기, (5) 시력 운동, (6) 손박수, (7) 발 주무르기, (8) 기혈 순환 체조, (9) 전신 자극 체조'로 마무리한다.

맨손체조

맨손 체조는 신체 각 부위에 고른 자극을 주는 장점이 있다. 신체 부위에 따라 골고루 실시하는 것이 효과적이다. 맨손

체조를 할 때는 심장에서 먼 부위인 팔과 다리 운동부터 시작한다. 그리고 가벼운 운동으로 시작해 점차 강도가 높은 운동으로 옮겨 간다. 준비 운동으로 시행할 때는 주운동과 관련이 깊은 근육과 관절을 선택하여 점차 강도를 높이면서 실시하도록 한다.

.... ** 아침 기상 시 맨손체조 및 스트레칭 **

① 선 자세에서 어깨너비로 발을 벌리고, 손을 깍지 껴서 머리 위로 10초간 쭉 올려준다. 발을 엑스(x)자로 하고 깍지 낀 팔을 땅 밑으로 내려 10초간 있어야 한다.

② 복식호흡으로 숨을 들이쉬었다 내쉬면서 몸을 좌우로 천천히 움직여 몸의 측면을 쭉 편다.

③ 몸을 천천히 뒤로 젖히면서 몸의 앞부분을 쭉 편다.

④ 상체를 앞으로 최대한 숙이면서 발뒤꿈치부터 머리끝까지 몸의 뒷면을 쭉 편다.

⑤ 한쪽 팔로 다른 팔 어깨 부분을 끼고 45도 각도 회전을 한다. 반대 방향으로도 한다.

⑥ '발목 → 무릎 → 고관절 → 허리 → 몸통 → 손목 → 어깨 → 목'의 순서대로 몸의 각 관절을 시계 방향으로 천천히 크게 원을 그리면서 돌려준다. 반대 방향으로도 한다.

⑦ 자기 체질에 맞는 맨손체조 및 스트레칭을 한다.

. . . .

두드리기 운동

(1) 허리 두드리기

건강을 지키기 위해 우리 몸을 지탱해주는 아주 중요한 중추적인 역할을 하는 허리를 건강하게 하는 것이 매우 중요하다. 허리에 이상이 있으면 우리의 온몸에 이상 신호가 생기게 된다. 장수 시대를 맞이하여 '안티에이징ANTI-AGING'인 노화를 늦추어 나이에 비해 좀 더 젊고 건강하게 살기 위해서는 척추 건강에 신경을 써야 한다.

그렇다면 척추 건강을 지키는 데 있어서 가장 중요한 것은 무엇일까? 가장 먼저 긴장하지 말고, 마음을 비우고, 자연스러운 바른 자세를 유지하여야 한다. 척추에 가장 좋은 운동으로 꼽히는 '걷기운동'으로 근육과 관절을 튼튼하게 하면, 허리디스크 등 척추와 관련한 질병을 예방할 수 있다.

또한 체형 교정, 혈액 순환 촉진, 성인병 예방 및 개선, 건강한 다이어트, 키 성장의 효과가 있다. 습관적으로 스트레칭을 자주 해 주어 근육이 굳어지는 것을 막고, 뭉친 근육을 완화시켜주어 허리의 부담을 줄여주어야 한다. 평소에 수중 걷기 및 수영배영, 자유형을 하는 것도 도움이 된다. 에어로빅, 자전거 타기도 도움이 된다. 기본적으로 '허리 두드리기 체조'를 매일 아침에 실시한다.

. . . .

** 허리 두드리기 체조 **

① 두 다리를 어깨너비로 벌리고 편안하게 선다.

② 가볍게 쥔 양 주먹의 위쪽으로 양 허리를 적당한 세기로
   두드린다.

③ 왼쪽, 오른쪽 허리를 번갈아 두드린다. 허리의 왼쪽을
   두드릴 때는 허리 전체를 왼쪽으로 내밀 듯이 하고, 오른
   쪽을 두드릴 때는 오른쪽으로 내밀 듯이 한다.

④ 두드리는 횟수는 200회 정도 한다.

. . . .

(2) 어깨 두드리기

어깨는 상완골, 견갑골, 쇄골 3개의 뼈, 견갑상완관절, 견쇄
관절, 흉쇄관절, 견흉관절, 상완상관절 5가지 관절, 근육, 신경,
혈관 등으로 구성되어 있다. 우리의 팔과 몸을 이어주는 역할
을 한다. 손으로 어깨를 두드리면 어깨의 어혈을 풀고, 기혈의
흐름을 원활하게 하여 준다.

특히 최근 스마트폰 사용 시간이 길어지면서 '스마트 폰 어
깨증후군'이 발생 어깨 근육이 경직되기도 한다. 어깨 근육은
쉽게 긴장되므로 무리를 하면 근육이 풀리지 않고 어깨 통증이
발생하기 때문에 매일 어깨 두드리기를 하는 것이 좋다. 오른

손을 손 봉오리로 만들어 왼쪽 어깨를 100회 정도 두드린다. 반대로 왼손으로 오른쪽 어깨를 두드린다.

(3) 가슴부터 배꼽까지 두드리기

가슴과 배에는 오장육부五臟六腑가 다 들어 있다. 매일 가볍게 쥔 주먹으로 가슴부터 아랫배까지 적당한 세기로 두드리면 가슴이 시원해지고, 장기들이 자극을 받아 제 기능을 수행하게 된다. 특히 배꼽 주변을 두드려주면 배변이 원활해지며 변비 해결에 효과가 있으며 복부의 가스를 배출시켜 시원해진다.

그러므로 매일 100회 정도 두드려준다. 배꼽 주변을 마사지하거나 두드려주면 소화기관 순환기관 면역기관 등을 원활하게 작용하게 도와준다. 배꼽을 누르면 활기를 살리고 면역력이 힘을 얻는다. 배꼽을 수시로 자주 두드리면 아래와 같은 다양한 힐링 효과를 얻게 된다.

. . . .

** 배꼽 힐링 효과 **

① 혈액순환을 촉진한다. 종아리와 발바닥을 두드리면 더욱 도움이 된다.
② 체내의 독소와 노폐물이 배출된다(디톡스 효과).
③ 소화가 촉진되고, 배변이 원활해진다.

④ 산소공급이 많아져 머리가 맑아진다.

⑤ 체온이 상승하여 면역력이 증강되며 활력이 생긴다.

⑥ 세로토닌, 도파민 등의 호르몬 분비가 촉진되어 행복한
감정을 갖는다.

⑦ 근육을 완화시켜 관절 통증도 완화된다.

⑧ 복식호흡을 할 수 있게 되어 산소를 충분히 공급한다.

⑨ 피부가 좋아지고 뱃살에 탄력이 생긴다.

⑩ 자연 치유력이 향상되어 나뿐만 아니라 가족들의 건강
을 챙길 수 있다.

. . . .

(4) 양팔 두드리기

왼손으로 손 봉오리를 만들어 오른팔 위에서부터 손목 쪽으로 내려가며 두드린 후, 위로 올라오면서 두드리기를 10회 정도 실시한다. 왼팔도 오른손으로 같은 방법으로 실시한다.

(5) 시력 운동

'몸이 천 냥이면 눈은 구백 냥이다'라는 말처럼, 눈은 우리 신체에 있어서 가장 중요한 부분 중 하나이다. 그런데 스마트폰의 대중화, 인터넷 시대, 자동차 매연, 미세먼지, 황사, 전자기기 사용 급증, 인스턴트 식품 범람 등으로 요즘 현대인의 시력은 급격히 나빠져 가고 있으며 노화로 인해 눈이 침침해 지고

있다. 안경도 시력을 근본적으로 회복시키는 역할을 하는 것이 아니라 오히려 시력을 악화시켜 점점 도수가 높은 안경을 쓰게 만들고 있다.

시력이 악화되면 몸 건강 전체가 나빠지게 되고, 노화가 빨라진다. 그러므로 시력을 개선하는 운동이 필요하다. 시력을 좋게 하는 방법은 명암운동, 깜빡이 운동, 눈에 좋은 영양제 섭취, 안약 투여, 시력 개선 운동 등 다양하지만, 돈 들이지 않고 시력 악화를 방지하기 위하여 최소한 다음과 같은 시력 개선 운동을 참조하여 꾸준히 실천하면 시력뿐만 아니라 몸 전체 건강에도 도움이 된다.

· · · · · · · · · ·

∗∗ 시력 개선 운동 ∗∗

눈 주위 두드리기, 긁기, 문지르기, 누르기, 심호흡하기, 뛰어오르기, 눈 안 돌리기, 눈 깜빡이기 등을 하면 시력 회복뿐만 아니라 몸 전체가 건강해지는 효과가 있다. 눈이 좋아지면 뇌가 발달하여 집중력이 높아지고, 운동능력이 향상되며, 피부도 좋아지는 등 온몸이 좋아진다.

[두드리기]
① 눈 두드리기 : 집게손가락에서 약손가락까지 세 손가락

끝으로 톡톡 두드린다. 1초에 3회 정도 리드미컬하게 두드린다. 미간에서 관자놀이를 향해 눈썹 윗부분을 따라서 5회 두드리고, 눈 밑에서 눈꼬리를 향해 5회 두드린다. 끝으로 관자놀이에서 정수리를 향해 5회 두드린다.

② 팔 두드리기 : 손목에서 팔꿈치까지를 반대쪽 손의 측면 손날으로 왕복 10회 두드린다. 팔 바깥쪽 손목에서 팔꿈치까지 왕복 10회 두드린다. 반대쪽 팔도 동일하게 한다.

③ 다리 두드리기 : 복사뼈에서 무릎까지 양손 손날로 왕복 10회 두드린다.

④ 손톱 두드리기 : 손톱의 옆부분을 반대쪽 엄지손가락과 집게손가락으로 5회 두드린다. 손가락 관절 사이도 5회 두드린다.

[흔들기]

① 얼굴 흔들기 : 양손의 집게손가락에서 새끼손가락까지 네 손가락 끝으로 가볍게 누른 채 뭉친 근육을 풀어 주듯 상하좌우로 흔든다. 상하로 흔들 때는 손가락 바닥으로 위아래를 긁듯이 흔든다. 눈썹 위 미간에 양 손가락을 대고 눈머리, 중앙, 눈꼬리 부분을 각 5회씩 상하로 긁듯이 흔들어 자극한다. 눈 밑에 있는 뼈, 눈머리, 중앙, 눈꼬리 부분을 각 5회씩 좌우로 흔들어 자극한다. 눈꼬리에서 관자놀이까지 네 손가락으로 가볍게 누르고 좌우로 5회

흔든다. 귀 위쪽에서 정수리까지 조금씩 이동하면서 상
하좌우로 흔들어 자극한다.

② 목 흔들기 : 손바닥으로 뒷목목덜미과 경추목등뼈를 상하좌
우 각 5회 흔든다. 목 옆에 양손을 대고 상하좌우로 각 5
회씩 흔든다.

[문지르기]

① 눈 위쪽 문지르기 : 안와眼窩, 눈구멍의 가장자리, 눈썹, 눈
썹의 윗부분을 가운뎃손가락 바닥으로 마사지 하듯 가볍
게 5회 문지른다.

② 눈 아래쪽 문지르기 : 눈 밑의 안와 가장자리, 눈 밑, 눈
밑 광대뼈, 관자놀이를 가운뎃손가락 바닥으로 마사지
하듯 가볍게 5회 문지른다.(가운뎃손가락에서 새끼손가락까지의 바
닥을 사용해 피부 표면을 부드럽게 마사지하듯 문지른다.)

[지압하기]

① 눈 지압하기 : 눈 주변에 있는 12개 혈 자리에 가운뎃손
가락을 가볍게 대고 3회 회전시킨 후 3초간 지압한다.

② 귀 지압하기 : 가운뎃손가락과 엄지손가락으로 혈 자리를
조금 강하게 꼬집듯이 3초간 지압한다. 귓불과 귀 전체를 엄
지손가락과 집게손가락으로 주물러서 부드럽게 풀어준다.

· · · · · · · · · ·

(6) 손 박수

박수는 손의 기맥과 경혈을 부분적으로 자극해서 손과 연결된 내장 기관을 자극함으로써 혈액순환이 잘 되어 질병을 예방하고 건강 치료 효과가 크다. 하나의 동작에 10~20초씩 지속해서 치고, 해당 부위가 안 좋은 경우는 20~30초 연속해서 친다. 또 스트레스가 쌓이거나 불안하고 초조할 때는 박수 시간을 조금 더 늘리면 긴장 해소에 도움이 된다. 습관적으로 손뼉을 자주 치게 되면 스트레스가 해소되어 면역력이 증강된다.

또한 심장에서 가장 먼 손가락과 발가락을 자극해 주면 모세혈관이 열려 피가 원활하게 순환된다. 따라서 박수를 치게 되면 손에 있는 기맥과 경혈을 부분적으로 자극하고, 스트레스를 예방하며 각종 질병 예방과 치료에 매우 효과적이다.

손을 이용한 건강 박수의 종류는 100여 가지가 넘으나 최소한 매일 아래의 8가지 건강 박수를 꾸준히 실천하면 돈 들이지 않고 장수 건강을 유지할 수 있다.

· · · · · · · · · ·

﹡﹡ 매일 하면 좋은 건강 박수 ﹡﹡

① 합장 박수 : 열 손가락을 마주 대고 양손을 힘차게 부딪치는 박수다. 이때 생기는 마찰 진동으로 손바닥의 14개 기맥과 3백45개의 경혈이 자극을 받아서 혈액순환 개선

에 효과적이다. 혈액순환 장애로 생기는 손발 저림, 신경통이 있는 사람에게 좋다.

② 손가락 끝 박수 : 양 손가락을 마주 대고 손가락 중에서 손가락 끝 부위만으로 박수를 친다. 눈, 코, 귀 부위 건강에 좋다. 시력이 안 좋은 사람, 만성 비염, 코감기에 자주 걸리거나 코피가 자주 나는 사람에게 좋다.

③ 주먹 박수 : 주먹을 쥔 후에 양손을 맞대고 손가락이 닿는 부분끼리 박수를 친다. 손가락 뼈마디가 아프면 양손을 아래위로 비벼 아픈 부위에 댄다. 편두통과 어깨 부위 통증 등의 예방과 치료에 효과적이다.

④ 손목 박수 : 손목과 연결된 손바닥의 끝부분을 마주치는 박수로 방광을 자극하는 효과가 있어서 생식기 기능과 정력증강에 효과적이다.

⑤ 손등 박수 : 한쪽 손등을 다른 한 손으로 때리듯이 치는 박수로 양손을 번갈아 가며 손등을 친다. 허리, 어깨, 척추 등을 강화시키는 효과가 있다. 요통이 심하거나 평소에 허리를 많이 사용하는 일을 하는 사람들은 손등 박수를 꾸준히 쳐주면 좋다. 노화 방지에도 도움이 된다.

⑥ 손바닥 박수 : 손가락을 쫙 펴고, 약간 뒤로 젖히고, 손목은 서로 붙인 채로 손바닥만으로 박수를 친다. 전반적으로 내장 기능을 강화시키는 효과가 있다.

⑦ 손가락 박수 : 양손을 마주 대고, 손바닥은 뗀 채로 손가

락끼리만 부딪친다. 심장, 코, 기관지 질병 예방 및 치료에 효과적이다.

⑧ 목 뒤 박수 : 양손을 목 뒤로 돌려서 힘차게 박수를 친다. 어깨 부위의 피로 및 통증 완화 효과 외에 어깨나 팔 부위에 군살이 많은 사람에게는 다이어트 효과도 있다.

. . . .

(7) 발 주무르기

발은 '제2의 심장'이라고 불릴 정도로 우리 몸에서 중요한 기관이다. 발은 걷는 동안 심장이 뿜어낸 피를 인체의 가장 밑바닥에서 펌프질해 다시 심장으로 돌려보내는 중요한 역할을 한다. 그러나 하이힐 등 발 건강에 좋지 않은 신발을 신는 사람이 늘고, 걷기와 등산을 과도하게 하는 중장년층이 많아지면서 족부질환이 늘고 있다.

'발 건강은 곧 전신 건강'이라는 말이 있다. 발이 불편하면 곧 몸 전체가 불편해지는 것은 물론이고, 특히 허리의 피로도가 급격히 증가하는 원인이 된다. 또한 사람은 일생 지구 4바퀴 반을 돈다고 할 정도로 발을 많이 사용함으로 발 건강을 잘 유지하여야 한다.

. . . .

** 발 건강 운동 **

① 발톱 주변 자극하기 : 손가락 끝으로 발가락 발톱 이음새 부분을 힘을 주어 눌러 자극한다. 발가락 아래위를 번갈아 10회 정도 자극한다. 모세혈관이 열려 점차 혈액 순환이 좋아진다.

② 발가락 주물러주기 : 양손으로 발가락 하나하나씩 10회 정도 주물러준다.

③ 발가락 벌려주기 : 양손으로 발가락을 당겨 벌려준다. 발가락 사이에 손가락을 끼운 후 손에 힘을 주어 3초간 잡아준다. 5회 정도 실시한다.

④ 발바닥 주무르기 : 발바닥 전체를 천천히 주물러 준다.

⑤ 발목 및 종아리 주무르기 : 양손으로 발목과 종아리를 주물러준다.

⑥ 발바닥 때리기 : 주먹을 쥐고 발바닥 중앙, 앞, 뒤꿈치 부분을 세게 10차례 때린다.

⑦ 엄지발가락 뽑기 : 엄지와 검지로 엄지발가락을 꽉 잡고, 힘차게 위로 뽑아낸다. '뽕' 소리가 나도록 한다. 발을 겹치거나, 허리를 다치거나, 다리에 부상을 당했을 때 응급처치 효과가 있다.

. . . .

⑻ 기혈 순환 체조

① 기지개 운동 : 양손 깍지를 끼고, 양팔이 귀에 밀착되게 머리 위로 쭉 올리며 깍지낀 손바닥이 하늘을 향하게 한다. 심호흡숨을 크게 들이마심을 하면서 10초간 지속한다. 팔을 내리면서 숨을 내쉰다. 10회 실시한다.

② 가슴 펴기 : 양손 깍지 낀 양팔을 힘차게 머리 위로 연속 2회 올린다.

③ 허리 굽히기 : ②를 한 후, 양손 깍지 낀 양팔을 힘차게 다리 밑으로 연속 2회 내린다. 손이 발등에 닿도록 노력한다. ②와 ③을 연속적으로 10회 실시한다.

④ 다리 순환 마사지 : 양손으로 발목을 가볍게 감싸 준 후 종아리를 지나 허벅지까지 쓸어 올린다. 허벅지 앞쪽에서부터 무릎을 지나 발등까지 라드미컬하게 쓸어 내린다. 연속적으로 10회 실시한다.

⑤ 팔 순환 마사지 : 오른손으로 왼 손목 등에서부터 어깨까지 가볍게 쓸어 올린 후 팔 안쪽에서 손목 안쪽까지 쓸어내린다. 연속 10회 반복 시행한다.

⑼ 전신 자극 체조

목 돌리기, 어깨 젖히기, 등 굽혀 펴기, 다리 관절 굽혀 펴기, 몸통 휘두르기, 다리 올리기, 팔 굽혀 펴기, 땅바닥 구르기, 등 배와 옆구리, 목, 팔, 다리의 전신에 모두 자극이 가도록 시행하는 운동을 하루 2~30분간 실시한다. 높이뛰기도 함께 한다.

상기와 같은 운동을 매일 규칙적으로 실시하면 돈 들이지 않고 노화를 방지시켜주고, 유연성을 길러줄 뿐만 아니라 신진대사를 촉진시켜 만병에서 벗어나게 되며 건강12088234를 달성할 수 있다.

운동보다 좋은 것은 없다. 운동은 전신운동을 하되 몸에 땀이 날 정도로 하면 면역력이 증강되고, 몸속에 있던 각종 노폐물과 독소들이 배출되어 변비뿐만 아니라 다른 질병도 모두 사라진다. 기타 운동으로 전천후 탁구, 골프, 테니스 운동도 각자 취미에 맞게 한다면 더 이상 좋을 수가 없다.

꙳꙳Ꙭ

'저비용 고효율 건강 비결' 실천으로
로하스 세상을 만든다

올해2018년는 나의 탄생 70년이 되는 해이며 동시에 '농촌이 살아야 민족이 산다!'라는 구호를 구체적으로 실천하고자 농촌 살리기 생명 운동의 터전인 '한누리 농장 개척 20년'을 맞이하는 해이기도 하다. 많은 사람이 내가 왜 산속에서 살게 되었는지를 알고 싶어 한다. 도시에서 태어나, 도시에서 교육받고, 직장생활을 하고, 기업을 왕성하게 하던 사람이 왜 불편한 산골에서 지내는지 이해가 잘 안 된다고 말한다.

나는 참으로 복이 많은 사람이다. 여러 가지 감사할 일들이 많지만, 1989년 11월 말 기적적으로 예수님을 만난 사건 만큼 더 큰 감사는 없을 것이다. 이후 나의 삶은 '항상 기뻐하고, 범사에 감사하고, 쉬지 않고 기도하는 사람'으로 변하게 되었다. 내가 이 땅에 태어난 이유와 어떻게 사는 것이 과연 하나님께

영광을 돌리는 삶인가를 묵상하는 중에 불현듯 1965년 고교 2 학년 여름방학 때 강원도 신림초등학교에 가서 10일간 JRC청소 년적십자 하기 근로봉사 활동 모습이 생생히 다가왔다. 그때 낙후 되고 소외된 농촌을 잘살게 하는 데 일익-翼을 담당해야겠다 는 생각이 들었다.

그 후 농촌에 대해 관심을 갖고 〈농민신문〉을 구독하고, 각 종 농촌 농민교육 세미나에 참석하고, 농촌 관련 서적들을 열 심히 읽으며 농촌 살리기운동에 대해 연구하게 되었다. 그러다 가 1998년 9월 17일 나의 생일 50주년을 맞이하여 《돌아오는 복 지 농촌, 참여하는 도시인들》이라는 책을 발간하면서 이를 직 접 실천하기 위해 충남 서산시 지곡면 장현리에 한누리 농장 개척의 첫 삽을 뜨게 되었다.

농촌을 살리는 방법은 생태 순환을 생각하는 자연 유기농법 이라고 생각하고, 한누리 농장의 농사방법으로 그동안 열심히 배워온 '친환경 자연 유기농법 다섯 가지'를 기본 원칙으로 정 했다.

첫째, 농약을 사용하지 않는다.

둘째, 화학비료를 사용하지 않는다.

셋째, 농기계를 사용하지 않는다.

넷째, 잡초를 뽑지 않는다.

다섯째, 욕심을 부리지 않고 생태순환을 생각한다.

쉽지 않은 일이었다. 많은 사람이 비웃기도 했다. 지역 농민들에게 친환경 유기 농사를 권유하며 유기농업을 확산시키는 가운데 유통의 어려움을 겪게 되었다. 날씨가 좋아 작황이 좋으면 농민들이 기뻐하는 것은 잠깐이고, 출하량이 많아져 농산물 가격이 폭락하고, 방부제 등 화학첨가물을 투여하지 않은 유기농산물은 저장성이 떨어져 더욱 싼 값에 거래되는 것이다. 이를 해결하는 방법을 고민하면서 유럽의 협동조합 운동을 알게 되었다. 중간 유통 단계를 줄이고, 생산자와 소비자가 직거래하는 방법을 벤치마킹하여야 할 필요성을 알게 되었다.

이에 2000년 3월 17일 조합원 300명을 모집하여 한누리 소비자생활협동조합한누리생협을 창립하고 양천구 목동아파트 지역에 친환경 유기농 매장을 열게 되었다. 조합원을 확대해나가면서 전국의 친환경농산물 생산자들을 발굴하고, 방문하고, 지원해나갔다. 이들이 정직하게 정성 들여서 생산한 '생명의 먹거리'를 소비자들에게 직거래 가격으로 공급하게 되었다

이처럼 '생산자는 정직으로, 소비자는 믿음으로'라는 슬로건 하에 친환경농산물 직거래 소비 운동을 전개하면서 생산자인 농민들은 보람과 희망을 품게 되었고, 소비자들은 믿음과 건강을 찾을 수 있었다.

또한, 병원에서 포기한 환자들이 친환경 유기농산물을 섭취하여 놀랍게 회복되는 사례들을 분석하고 연구하기 위해 2005년 3월 1일, '건강120아카데미'를 창립했다. "자연수명인 120세

까지, 팔팔88하게 살다가, 이틀2 아프다가, 삼일3 만에 죽는다"라는 '건강1208824'를 강조하며 모든 사람이 건강에 대해 배우며 실천하는 방안들을 제안하게 되었다.

. . . .

∗ 건강12088234, 실천 12가지 *∗*

① 항상 기뻐하고, 감사하며 긍정적인 사고를 갖자. 또한 과도한 스트레스를 피하자.

② 자연으로 돌아가자A94, W3, S2, F1. 좋은 공기와 미네랄 물을 마시며 숲속을 걷고 햇볕을 쬐자.

③ 디톡스Detoxification를 정기적으로 실시하여 위, 장, 간을 깨끗하게 하고 피를 맑게 하자.

④ 오백식품흰 쌀밥, 흰 밀가루, 흰 설탕, 흰 소금, 흰 조미료을 멀리하고, 발아 현미잡곡밥과 미네랄 소금을 섭취하자.

⑤ 뇌세포를 죽이는 다섯가지술, 담배, 커피, 약물, 전자파에 중독되지 말자.

⑥ 규칙적인 운동으로 체온을 높여 면역력을 높이자유산소운동, 걷기, 기혈순환촉진, 손 박수.

⑦ 하루에 알칼리환수소수미네랄 지장수를 2리터 이상 마시자.

⑧ 부부간에 상호 항상 행복감을 주도록 하자. 또한 가족간에 긴밀하고 좋은 관계를 유지하자.

⑨ 좋은 친구와 다투지 말고 사이좋게 지내자

⑩ 선한 사업에 부하고, 나누어주기를 좋아하고, 동정하는 자가 되자.

⑪ 기대 예상수명을 정하고, 올바른 식생활습관을 실천하자. 인스턴트식품과 패스트푸드는 멀리하고, 농약과 화학첨가물이 없는 곡류62.5%, 무농약 채소 과일25%, 무항생제 육류12.5%의 균형 있는 식단을 차리고, 특히 미네랄과 효소가 풍부한 식품을 즐겨 섭취하자

⑫ 충분한 수면과 휴식을 취하자일찍 자고, 일찍 일어나자. 욕심을 내려놓고 과로하지 말자.

· · · · · · · · · ·

위의 방법은 돈 들이지 않고 건강을 유지할 수 있는 '저비용 고효율 경제적 건강 비결'로 나의 '건강12088234'의 달성 목표이자 '로하스 세상'을 만들어가는 기본이다.

사람 만나기를 좋아하던 사람이 산골에 묻혀 있으니 본인은 편하고 행복한데, 다른 사람들은 어떻게 사느냐고 걱정한다. 쓸데없는 걱정이리라 여겨진다. 한누리 농장은 산골짜기에 있지만 많은 사람이 찾아오면 좋아하게 되어 있다. 그 첫 번째 이유는 공기가 맑기 때문이다. 그리고 돈 들이지 않고 다양한 내추럴 힐링 체험을 즐기며 건강을 회복할 수 있기 때문이다.

주요 체험 프로그램은 다음과 같다.

. . . .

** 체험 프로그램 **

① 자기 건강과 예상수명 체크하기 : 1시간

② 건강강의 : 진정한 웰빙, 로하스로 가는 길 : 2시간

③ 유기농 자연식 식사유기농 바비큐, 자연산 해산물, 발아 현미잡곡

　밥, 산야초주

④ 에코 힐링 워킹 및 산행 : 30분~1시간 30분

⑤ 황토방 미네랄 소금 찜질방 체험

⑥ 미네랄 족욕 및 각종 미네랄 건강체험 : 1시간~3시간

⑦ 유기농 농장 견학, 농촌체험 및 일손돕기장작 패기, 퇴비

　만들기

⑧ 전통놀이, 그네타기, 활쏘기, 골프, 탁구, 거꾸로 매달리

　기, 훌라후프, 시소 등

⑨ 자연산 산야초 채취하기고사리, 머위, 미나리, 약쑥, 솔잎, 오가

　피, 엄나무, 청매실, 개복숭아, 딸기, 자두, 앵두, 사과, 배, 밤, 감, 오디,

　각종 효소 만들기 체험

⑩ 건강식품 만들기미네랄 된장, 간장, 고추장, 새우젓, 무시래기 청,

　장아찌, 유기농 김치, 오이지, 감잎차, 천년초차, 어성초차, 뽕잎차, 건강

　차, 곶감 등

⑪ 바른 먹거리 유기농 직거래 소비 운동 참여하기유기농 우렁이 쌀, 감자, 육쪽마늘, 오이지, 무살충제 방사 유정란, 무농약 현미 누룽지 칩, 미네랄 핑크 소금, 호박고구마, 양파, 양배추, 고춧가루, 들기름, 절임배추, 유기농 김치, 청국장, 명품 미네랄 된장, 간장, 고추장, 새우젓, 산야초 효소 원액, 청매실액, 당고추 효소, 발아 현미잡곡, 지장토·황토분말, 천연발모제, 산야초주, 천연미네랄 수제비누, 덴탈미네랄, 눈 세척, 장청소, 미네랄 솔트액, 프로폴리스, 마사지 바, 카리솔, 친환경 헤어스프레이, 찬카카 천연원당, 미네랄미용소금 등

⑫ 내추럴 힐링순리치유 및 명인 지압 치유

· · · · · · · · · ·

위와 같이 내추럴 힐링을 제대로 체험하려면, 좀 더 많은 시간을 할애하여야 한다. 당일치기 방문은 큰 도움이 되지 못한다. 최소한 3박 4일은 머물러야 체험 효과를 기대할 수 있다.

1989년부터 시작한 생명 운동인 농촌살리기 운동을 하면서 다양하게 직접 체험하고, 보고, 배우고, 느낀 점들은 남다르게 새롭기도 하고 특별하기도 하다. 참으로 놀라운 비밀들이 들어 있다. 특히 돈 들이지 않고 손쉽게 건강할 수 있는 비밀, 경제학 박사이며 순리치유학 박사인 필자가 특별히 경제적으로 넉넉하지 못해 병들어 고생하는 분들에게 새로운 희망을 줄 수 있는 비결들이 엮인 《돈 안 들이고 내 건강 찾는 법》을 출간하게 되어 매우 기쁘다.

본 책을 집필하는 데 꼬박 20년이 걸렸다. 10년 전인 2008년에 〈로하스 건강〉의 제목으로 출간하려고 했으나 졸필을 극복하지 못하여 10년이 더 걸리게 되었다. 매일 새벽 3시부터 6시 사이 컴퓨터 앞에서 책 쓰기를 10년간 하니 전자파의 유해성으로 깨알 글씨까지 볼 수 있었던 시력은 이제 0.1로 악화되었다. 아마도 이제는 더 이상 욕심을 부리지 말라는 뜻으로 이해하고 있다.

한편 시력 회복을 위한 자연치유 방법으로 규칙적인 운동의 필요성을 깨닫고 매일 열심히 운동하니 몸 전체가 좋아지는 것을 느끼고 있다. 이에 나의 하루 일과표와 운동 방법을 소개해 본다.

. . . .

** 필자의 일과표 및 건강 유지 운동법 **

① 오전 5시 기상
② 산야초 효소 마시기 : 산야초 효소 1 : 생수 5 + 아로니아 분말 1스푼 + 프로폴리스 20방울 1잔200㏄ 마시기
③ 허리 두드리기 → 어깨 두드리기 → 가슴과 배 두드리기 → 배꼽 마사지 → 팔 두드리기 → 국민체조 → 손가락 끝 박수 → 주먹 박수 → 손목 박수 → 합장 박수 → 계란 박수 → 손등 박수 → 목 뒤 박수 → 허리 뒤 박수 → 눈

두드리기 → 목 두드리기 및 팔 두드리기 → 손톱 두드리기 → 다리 두드리기 → 얼굴 부비기 → 눈머리 귀 마사지하기 → 눈머리 귀 지압하기 → 손 지압하기 → 발가락 주무르기 → 발가락 벌리기 → 종아리 주무르기 → 발바닥 지압하기 → 발바닥 때리기 → 엄지발가락 뽑기 → 발 순환 기혈 마사지 → 팔 순환 기혈 마사지 → 스트레칭 → 가슴 펴기 → 등 구부리기음악을 들으면서 50분 소요

④ 용변 보기

⑤ 기도하기20분

⑥ 06:20~07:00 독서 하기

⑦ 07:00 아침식사발아현미7곡밥, 시래기 청국장, 유기농 김치, 소장 조림, 멸치볶음, 천연 구운 김, 양파, 당근, 고구마, 마늘, 오징어 볶음, 미역국 등 유기농 식품

⑧ 08:00~09:00 사무 정리

⑨ 09:00~10:00 가축 돌보기 및 산책

⑩ 10:00~10:30 줄넘기 및 스트레칭, 골프스윙

⑪ 10:30~12:00 농장 가꾸기

⑫ 12:00 유기농 점심식사

⑬ 13:00~13:30 오침午寢

⑭ 13:30~17:30 농장 가꾸기 및 꾸러미 택배 보내기

⑮ 17:30~18:00 운동하기탁구, 거꾸로 매달기, 샌드백치기, 골프연습

⑯ 18:00 유기농 저녁식사

⑰ 19:00~21:00 독서 및 자유시간

⑱ 21:00 취침황토방

* 농장에 방문객이 있으면 상황에 맞게 조정된다.

한누리농장 개척 후 한누리생협이 태동하여 유기농 매장과 식당을 운영하게 되었으며, 이어서 기독교생명운동네트워크를 발족하고, 건강120아카데미를 설립하여 로하스 지도자 교육 프로그램을 진행하고 있다. 또한 ㈜카리스내추럴을 창립하여 미네랄 건강을 전파하는 등 생명 살리기 운동을 하고 있다. 이 모든 것은 내가 하는 일이 아니라 하나님이 하신 일이라고 생각한다.

성경 66권의 창세기부터 요한계시록의 생명 이야기를 간략히 요약하면 다음과 같다.

1. 하나님께서 사람을 창조하시고 생명을 주셨다.
2. 사탄과 마귀에 속아서 생명을 잃었다.
3. 하나님께서는 생명을 주시다고 약속하시고 예수그리스도로 오셨다.
4. 이는 저를 믿는 자마다 성령이 임하네.
5. 이를 실천하는 자마다 하나님 나라 임하네.

우리가 진정한 하나님의 자녀가 되려면 더 이상 성전聖殿인 우리 몸을 더럽히는 일을 하지 말아야 한다. 버릴 것을 버려야 생명을 지킬 수 있다. 이제 앞으로 살날이 50년밖에 안 남았다. 세월이 너무 빠르다. 앞으로 남은 세월, 남을 지적하거나 따지지 말고 살아야 하겠다. 이제 말로 어떤 상황에서도 다른 사람들에게 상처를 주지 않겠다. 너무 유기농을 강조하지도 않겠다. 잘못된 식생활을 바꾸라고 권고하지도 않겠다. 내가 맞다고 주장하지 않겠다. "내가 틀렸다. 당신이 맞다 I was wrong, You are right"를 말하며 살아가고 싶다.

단 건강에 대해 자문을 얻고 싶다면, 이 책을 전달하면서 여러 차례 읽어본 후에 자신에게 맞는 건강 비결을 찾아보라고 권면하겠다. 또한 이 책의 후속으로 '삼위일체 건강법'과 '효소' 및 '디톡스' 등을 심도 있게 다룬 2권이 발간될 예정이다.

아무쪼록 이 책이 '로하스 세상'을 만들어 가는데 작은 밑거름이 되었으면 한다. 모두 지속 가능한 건강한 세상에서 '건강 12088234'를 달성해 보기를 희망한다.

"돈 들이지 않고 지속 가능한 건강한 '로하스 세상'이 되기를 바라며!"

2018년 9월 17일

심향(心香) 강 상 빈

돈 안 들이고
내 건강 찾는 법

지은이 | 강상빈
발행처 | 도서출판 평단
발행인 | 최석두

신고번호 | 제2015-000132호
신고연월일 | 1988년 07월 06일

초판 1쇄 인쇄 | 2018년 10월 10일
초판 1쇄 발행 | 2018년 10월 15일

우편번호 | 10594
주소 | 경기도 고양시 덕양구 통일로 140(동산동 376) 삼송테크노밸리 A동 351호
전화번호 | (02) 325-8144(代)   **팩스번호** | (02) 325-8143
이메일 | pyongdan@daum.net   **블로그** | http://blog.naver.com/pyongdan

ISBN | 978-89-7343-515-9 03510

값 · 14,800원

* 잘못된 책은 구입하신 곳에서 바꾸어 드립니다.

* 이 도서의 국립중앙도서관 출판예정도서목록(CIP)은
  서지정보유통지원시스템 홈페이지(http://seoji.nl.go.kr)와
  국가자료종합목록시스템(http://www.nl.go.kr/kolisnet)에서 이용하실 수 있습니다.
  (CIP제어번호 : CIP2018029666)